NEO AGING

医師が見つけた

「若返り細胞」レシピ

著者　東京美容外科銀座院 院長
藤林万里子
リチャード・フランシス・ウォーカー

翻訳
E.F.SATO

監修
日本アンチエイジング外科学会 ネオエイジング分科会

ごま書房新社

本書は『ネオエイジング』（東邦出版刊）を改稿、タイトルを変更した作品です。

プロローグ◉「えっ、信じられない」といわれるほど若返りたい人に

藤林万里子（東京美容外科銀座院 院長）

「鏡を見るたびにぞっとします。まさか自分がこんなに老けてしまうなんて、若いころには考えもしませんでした。とはいえ、無理に長生きしたいわけではありません。実際の年齢より少しだけ、贅沢をいえば10歳だけでも、若々しい顔、姿で素敵な人生を送りたい……切実にそう思います」

おそらく、これがある程度年齢を重ねた人の多くの共通意見でしょう。

でも、けっして高望みの話ではありません。本書は、いままでのアンチエイジングの概念を根本から覆す、全く新しい若返りの世界、「ネオエイジングワールド」にあなたをお連れします。

毎朝、鏡を見れば顔のシワやたるみが気になり、体にはあふれんばかりの体脂肪。筋肉

を動かせば衰えを感じ、足・腰・関節にも違和感が出はじめる今日このごろ。

どんな人にも訪れる老化です。そもそも人の体は少しずつ衰えていき、長期間使えるようにはなっていないのでしょう。

なぜヒトは歳をとると、顔にシワやたるみが現れるのでしょうか?

答えは一つとは限りません。ここではヒトの「成長」と「老化」を理解するうえで参考になる回答を紹介します。

その答えとは「老化して頭が小さくなったから」です。

ここでいう「頭が小さくなった」とは、頭=(頭がい骨)だけに限った話ではありません。老化によって生じる頭の縮小は、顔やあごなどの顔面部分を含めた頭部全体に及びます。しかも、老化の影響は骨だけに留まりません。頭全体を包んで外力から守っている筋肉や、顔の筋肉(表情筋)・脂肪組織なども痩せてしまうからです。その結果、頭部全体を覆っていた皮膚は相対的に余ってしまい、顔の肌にシワやたるみを生じさせてしまうのです。

「そんな話は極端すぎる。肌の老化には、日光紫外線による光老化の影響も考えるべきだ」といった意見もあるでしょう。しかし、そうした影響を老化原因と決めつけるのは、見

頭がい骨とそれを包む筋肉

頭がい骨の表面には表情を司っている「表情筋」、その上には脂肪細胞が覆っていて、最外側の顔の肌とともに柔らかな表情や弾力性を作りだしています。

ところがこうした頭がい骨、筋肉、脂肪組織などが老化してしまうと、その体積（容積）も減ってしまい、最外側を覆う顔の肌にシワやたるみが生じてしまうのです。

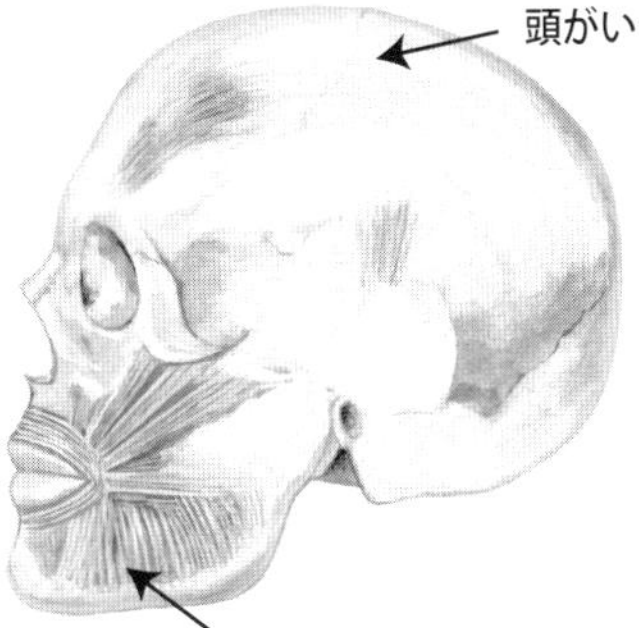

当違いだと思います。単に紫外線は肌の老化を早める「促進因子」の一つに過ぎないからです。

それよりも、まず私たちの体のなかの「真の老化原因」を見いださなければなりません。実は、老化をもたらす第一の原因は成長ホルモン分泌の「急速な減少」にあるのです。そして、この「頭の骨が小さくなる……」という現象にこそ、その答えがあるのです。

また、見た目や体調の変化にだけ注目していても、老化の本質はなかなか見えてきません。

たとえば「老化のせい」として見落としがちな変化に、皮下脂肪や内臓脂肪の沈着といった「肥満」の問題があります。

肥満を老化と関連づけるのは、難しいかもしれません。「歳のせいで、顔にシワやたるみが出はじめた」という人は多くても、「歳のせいで、太ってしまった」というような人はあまりいないからです。医療機関でも、若返り治療と肥満治療は、異なる科が担当するでしょう。このように医療領域では当たり前にわかっている症状でさえ、担当科が違うとそれぞれを結びつけて考えない事柄が多いのです。

本書ではそうした点を踏まえ、最初にヒトの老化を見直すところから話を始めます。続いて、真の老化原因となる成長ホルモンの減少と、ヒトの老化を取り巻く数々の仕組みについて話を進めていきます。

そのうえで老化に対する正しい概念と、その後に始まる新しい若返り対策『ネオエイジング治療（NEO-AGING）』について、その理解を深めてもらいたいと思います。

そして、「えっ、信じられない。どう見ても○歳にしか見えないわよ」と驚かれるような若さをぜひ手に入れてください。

なお、第5章と第9章は、リチャード・フランシス・ウォーカー氏が、そのほかの章は、わたくし藤林万里子が執筆しております。

医師が見つけた
「若返り細胞」レシピ

目次

第2章 いま、あなたの全身に老化が進んでいる

第3章 自分の体を形作っている細胞を知ろう

第4章 若返りは細胞骨格から

第5章 成長ホルモンが若返りに果たす役割

text by Richard Francis Walker

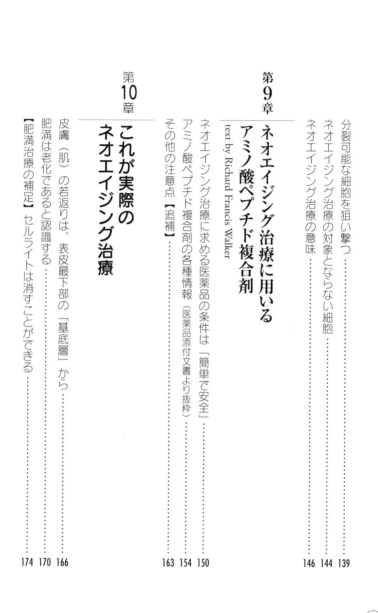

第9章 ネオエイジング治療に用いるアミノ酸ペプチド複合剤

text by Richard Francis Walker

第10章 これが実際のネオエイジング治療

装幀／**大塚勤（コンボイン）**
制作／**フォルドリバー**

第1章

老化に抵抗するのではなく
体のなかから若返る

本当の若返りを実現するには

いままで数多くのエイジングケア対策が、繰り返し提案されてきました。ところが、そうした試みのほとんどは束の間のブームに過ぎず、気づいたときには廃れてしまっていたはずです。振り返ってみると、エイジングケアの同義語になった「アンチエイジング」という言葉だけが、若返りの呪文となって一人歩きをしているような感じです。そして、こうしたアンチエイジング法だけで「満足のいく若返り効果が得られた」というケースはほとんどなかったのではと思います。

なぜかといえば、本当の意味で老化・若返り対策を行いたいなら、老化原因の根本をきちんと対処する必要があるからです。

従来のアンチエイジング法には、そうした手立てがほとんど考慮されていませんでした。その結果、得られたのはごく表面的な見た目や雰囲気の「改善感」だけに留まってしまったのです。

結局、自分に「満足した」といい聞かせる以外なかったでしょう。率直にいうと、従来のアンチエイジング法は「若づくり」気分を与えてくれただけで、けっして私たちに本当の「若返り」を届けてはくれなかったのです。

ヒトは老いには勝てないのだろうか

やはり、いったん老いはじめたら若返りは不可能なのでしょうか？　老いには勝てないのでしょうか？

けっして、そんなことはありません。もし疑問に思ったなら、ぜひ若かったころの自分を思い起こしてみましょう。

夏のビーチで思いきり日焼けをしてしまっても、時が経って秋が深まるころには以前の白い肌へと元どおり。強烈な紫外線によって生じた日焼け肌でさえ、いつしか真新しい細胞に置き換わってきめ細かな肌を取り戻していました。若さには紫外線による光老化といった問題でさえ、跳ね除けてしまう能力があったのです。

不注意で手足にケガをしてしまったときはどうでしょう。ほんの数日もすれば傷は癒えて、赤みも自然と治まったはず。そして、しばらくして気づいたときには、何事もなかったような、なめらかな肌に戻っていました。そんな再生能力があったことを思い出しましょう。

残念なのは、その実現に「あなたの細胞がまだ若ければ……」という但し書きがつくことです。歳をとると体中の、ありとあらゆるタンパク質に劣化が始まります。そして、タンパク質が劣化すると、当然ながらそれによって作られた一つひとつの細胞も劣化してしまいます。

ヒトの体や細胞は、そうしたタンパク質の集合体。それらの劣化の度合いが「若さ」や「老い」といった体の変化に直結するのです。

若返り能力は復活する

だれしもが若いころに持っていた素晴らしい「若返り」能力。そうした能力を再び復活させ、細胞自体に若いころと同様の若さを取り戻すのが『ネオエイジング治療』の基本概念です。

皮膚の修復（若いころ）

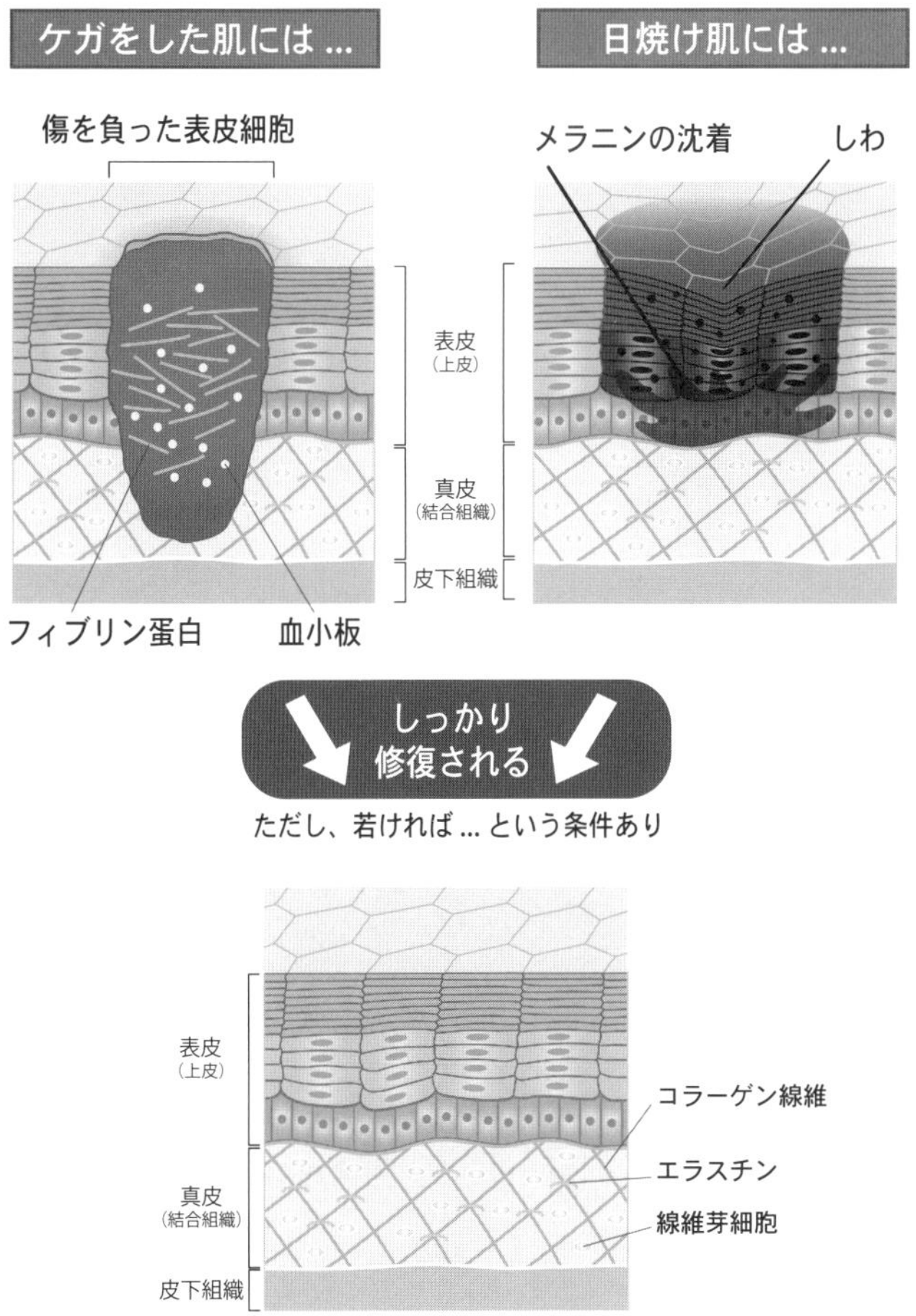
ケガをした肌には…
傷を負った表皮細胞
フィブリン蛋白
血小板
日焼け肌には…
メラニンの沈着
しわ
表皮
（上皮）
真皮
（結合組織）
皮下組織
しっかり
修復される
ただし、若ければ…という条件あり
表皮
（上皮）
真皮
（結合組織）
皮下組織
コラーゲン線維
エラスチン
線維芽細胞

具体的には、成長ホルモン分泌を改善させることで、老化した細胞を若々しくよみがえらせようという治療です。これによって成長ホルモン分泌を若いころのレベルにまで復活させられたなら、細胞のタンパク質も新たに生まれ変わって、体の隅々に若さを取り戻すことができるのです。

それにはまず、充分な成長ホルモン量とその分泌リズムを取り戻さなければなりません。細胞のなかで若返りを支えている〝ある仕組み〟に強力な再生を促すためです。『ネオエイジング治療』では成長ホルモン分泌の改善に加え、この細胞内部のある仕組みとの連携を重視しています。それらの効果的な連携が生命活動を活発化させ、細胞根本から若返りをもたらすからです。

成長ホルモン剤は一切使用しない

「若返りに成長ホルモン……」といった話をすると、「もしかして、成長ホルモン剤を投与するのでは?」と心配する人がいるかもしれません。外部からホルモン剤を投与したなら、

成長ホルモンの年齢変化

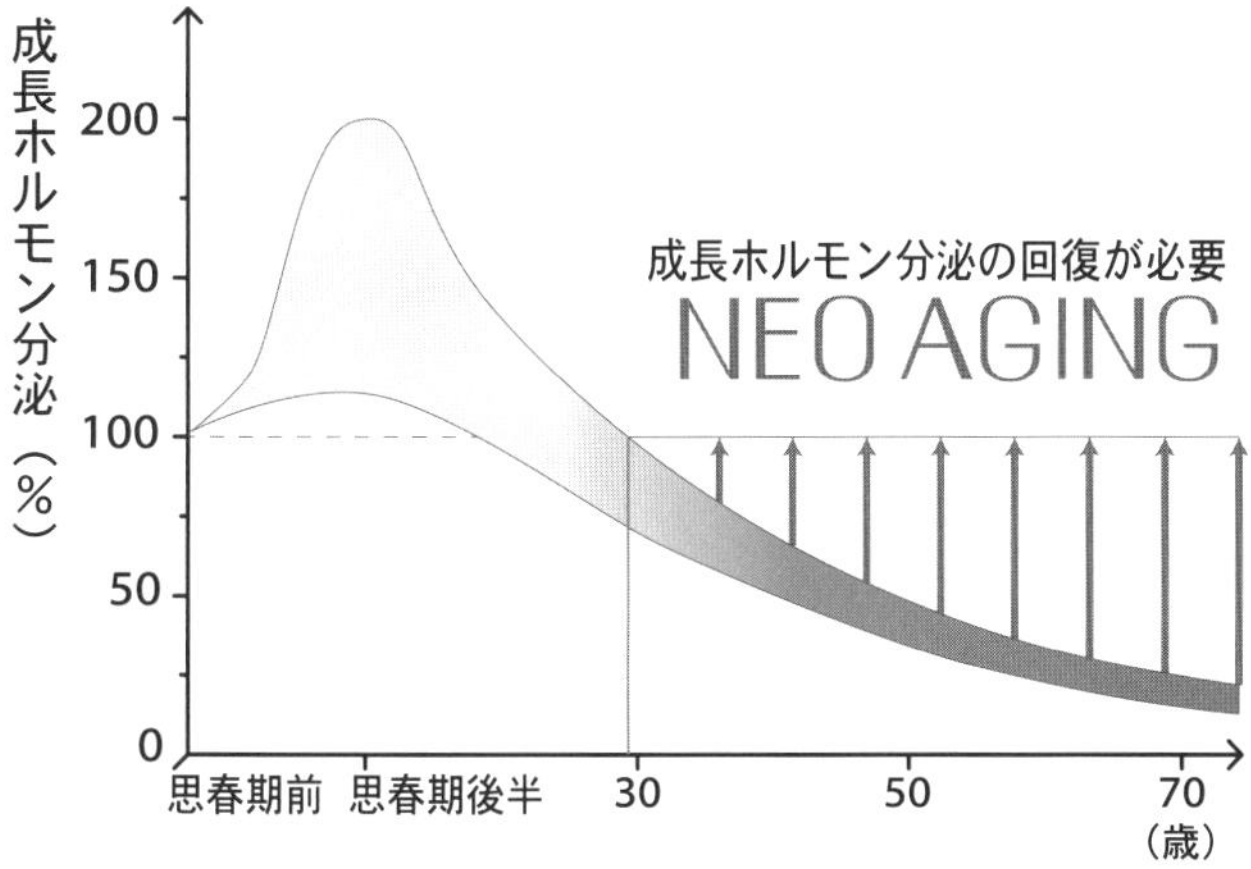

成長ホルモンの分泌は成長期の後半にピークを迎え、その後は徐々に低下しはじめてしまいます。そして30歳前後になると、基準となった思春期前の水準を下回るようになり、徐々に低下していってしまいます。

『ネオエイジング治療』の目指す成長ホルモン分泌は、思春期前のレベルまでの回復です。けっしてそれ以上の増加・増強を目指すことなく治療を行うため、ホルモン過剰による副作用の心配はほとんどありません。

GHRP-２の化学構造

GHRP-2 の化学式

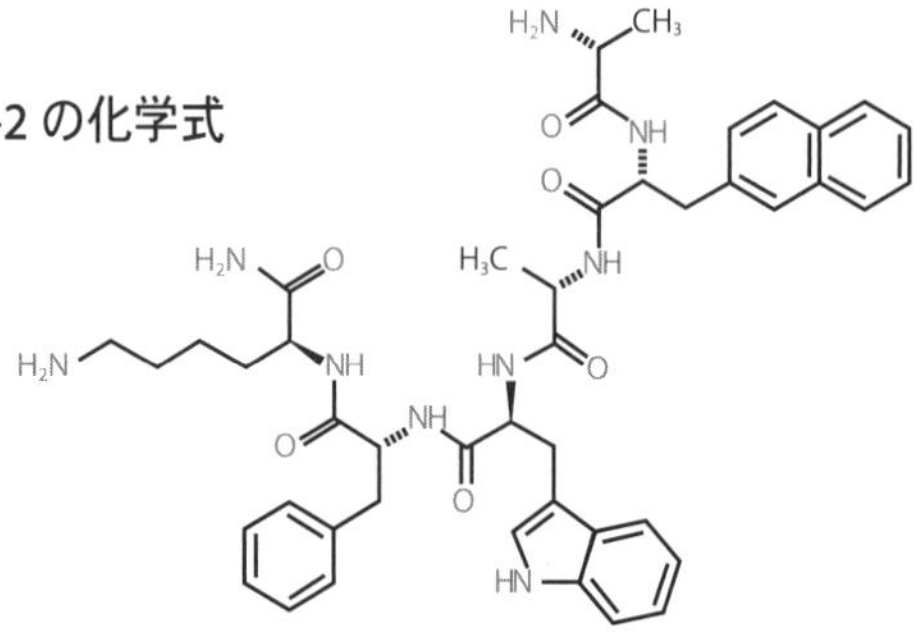

成長ホルモン分泌を促進するGHRP-２（Growth Hormone Releasing Peptide）。その化学構造はアミノ酸が複数結合してできたタンパク質（ペプチド）であり、日本において開発されたものです。しかし、日本では健康保険適応として薬価に収載されたものは注射剤のみ。経口剤は米国において製造された製品を輸入しているのが現状です。

副作用が気になります。

しかし、安心してください。『ネオエイジング治療』では外部から成長ホルモン剤を投与することは一切ありません。

それでは、どうやって成長ホルモンの分泌を増やすのでしょう。

それは、複数のアミノ酸によって作られた新たなペプチド剤が鍵となります。

そのペプチド剤「ＧＨＲＰ－２」は、すでに日本では10年以上も前から同じ成分の注射剤（医薬品）として４歳以上の「成長ホルモン分泌不全症」という疾患に用いられてきており、安全性は保証済みです。しかも、その医薬品は日本で健康保険の対象となって治療に用いられているのです。加えて、臨床応用から十数年が経過した現在に至るまで特に問題となった副作用の報告がない、極めて安全な成分なのです。

難点をいえば、製造されたものが注射剤に限られていること。しかも、健康保険制度によって特定の疾患治療に限られていることです。そのため、日本で『ネオエイジング治療』としてＧＨＲＰ―２を用いるには、米国から日本向けに製造されたアミノ酸ペプチド複合剤を入手しなければなりません。

成長ホルモン、細胞骨格、ミトコンドリアの連鎖『メトセラサイクル』

『ネオエイジング治療』によって、老化した体をもう一度若返らせることができる。

そう聞いて、おとぎ話のように思われるかもしれませんが、前に解説したビーチでの日焼けや、ケガの回復力などの話を思い出してみてください。だれもが持っていた若返り力を理解すれば、けっして作り話ではないことに気がつくはずです。しかも、そうした能力はすでに老いてしまった人の体のなかでさえ、活動を続けていたのです。

では、若返り能力は、体のどこに備わっているのでしょう。

実はそれらの正体は、脳の下面に小さく飛び出た脳下垂体《のうかすいたい》という臓器から分泌される成長ホルモンにあります。そして、研究を進めると、成長ホルモン分泌の増加に加え、先ほど「ある仕組み」と表現した細胞骨格、ミトコンドリア、テロメアといった三要素の連携が、若返りの促進につながることが明らかになりました。このことは逆に、成長ホルモン分泌の急速な減少が、老化の主原因であることを示しています。

そうした理由もあり、私は若返りに必須の成長ホルモンと細胞内部の三要素の連携を、旧約聖書に記載され、969歳まで生きながらえたというユダヤの長老〝メトセラ(Methuselah)〟の名になぞらえて『メトセラサイクル』と命名することにしました。

このように成長ホルモンに細胞骨格、ミトコンドリア、テロメアの三者が連携したメトセラサイクルで老化性の障害を取り除くことが、元来持っている再生能力の復活につながること。そして、その根本対策として、成長ホルモンの分泌を強力に復活させる『ネオエイジング治療』の開発につながったのです。

もちろん、そのためには成長ホルモン分泌の緻密な調整と、連携した細胞骨格、ミトコ

メトセラ サイクル

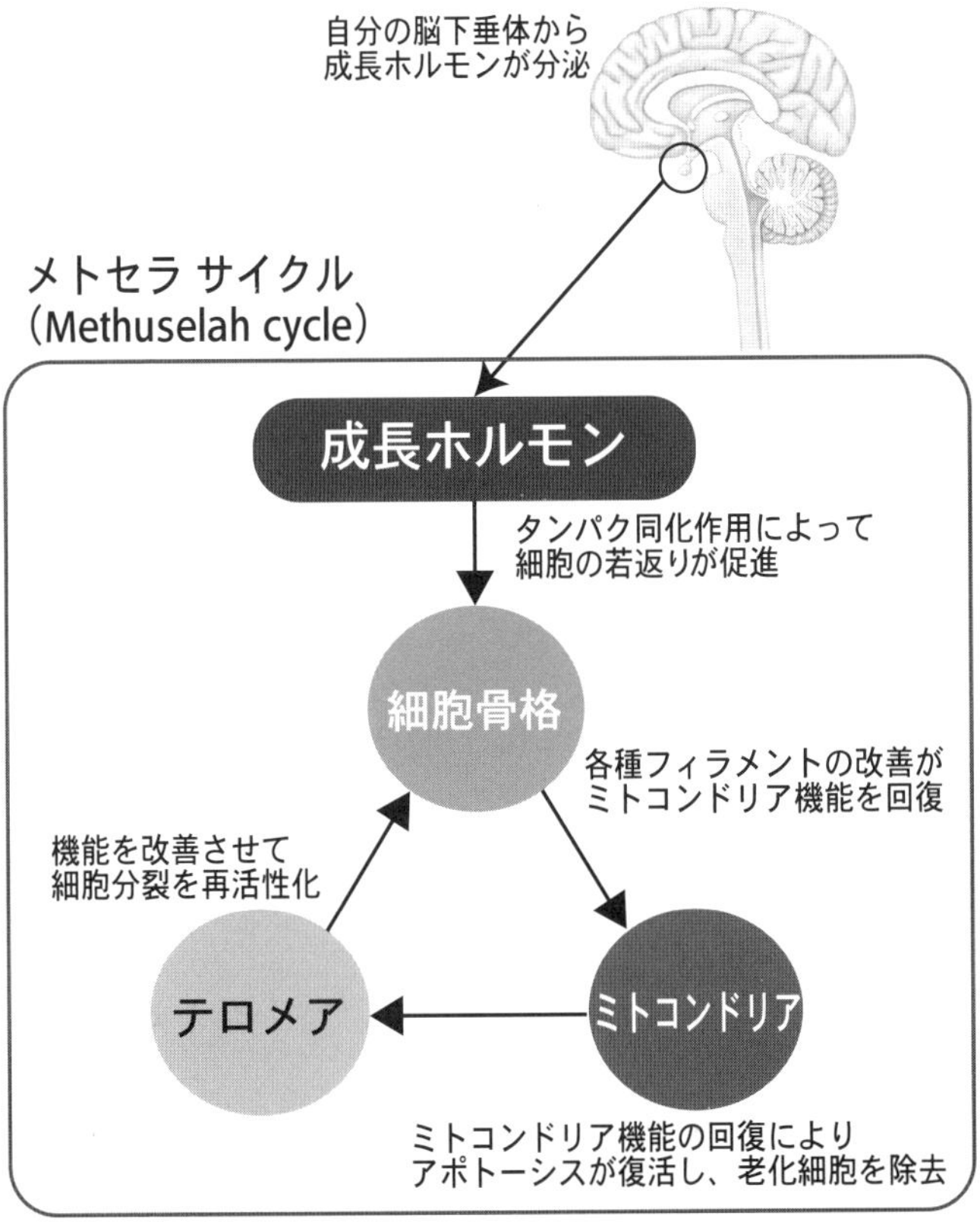

自分の脳下垂体から
成長ホルモンが分泌
メトセラ サイクル
(Methuselah cycle)
成長ホルモン
タンパク同化作用によって
細胞の若返りが促進
細胞骨格
各種フィラメントの改善が
ミトコンドリア機能を回復
機能を改善させて
細胞分裂を再活性化
テロメア
ミトコンドリア
ミトコンドリア機能の回復により
アポトーシスが復活し、老化細胞を除去

成長ホルモンが有しているタンパク同化作用によって、細胞内部の細胞骨格フィラメント形成が促進。続いて細胞分裂の再活性化により、細胞レベルを中心とした若返り効果が発揮されます。

ンドリア、テロメア機能の改善も欠かせません。こうしたすべての要素をバランスよく連携させるのが『ネオエイジング治療』の特徴です。

『ネオエイジング治療』にはアンチエイジング法のように「体に対抗する、張り合う」といった概念は一切ありません。むしろ自分自身の体とはけっして「張り合わない」のが原則です。あくまでも体に優しく、メトセラサイクルを目覚めさせ、元々「若いころに持っていた若返り能力を取り戻す」という特徴を持った治療なのです。

第2章

いま、あなたの全身に老化が進んでいる

老化モードの入り口での間違った対処法？

20代の中頃まで、おそらく大多数の人は「老化」などという言葉を意識することはなかったでしょう。まだ青春の余韻が残る輝かしい時代を楽しんでいたに違いありません。

ところが、まもなく30歳を迎えるころ、顔の肌に現れる変化を敏感に感じはじめます。肌のきめや目の回りの小ジワ、しみ、くすみなど、いったん気にしはじめたら、もう止まりません。急速に現れては広がる老化性の変化に、愕然とした人もいるはずです。そう、まさにこの時期が生物学的に見た「老化モード」の入り口なのです。

「もしなにもせずにいたなら、二度と以前のような若さは取り戻せないのでは……」

そういった焦燥感にとらわれた人も大勢いたことでしょう。いまの時代、若さ維持に興味のない人は少数派です。肌の乾燥感などを経て顔にたるみも出はじめれば、なんらかのアンチエイジングを手がけます。

そこには大きなワナも潜んでいました。それは、

「せっかく早くからアンチエイジングを手がけたのに、これといった改善もないまま老化

だけが進んでしまった」

という事実です。いったいなぜでしょう。なにか、やらなければならない「重大なことを」を見落としていたのでしょうか。

30代、顔の肌に始まる老化

まずは、一番わかりやすい「顔の肌の変化」を例にとり、老化対策を確認してみましょう。

20代の中頃を過ぎると、顔に老化のサインがわずかに出はじめます。そのちょっとした「肌の調子」の変化に気づく人はひと握りに過ぎません。ほとんどの人は30代になってはじめて、その老化性変化に気づきます。

若々しい肌とは、

「色むらがない（メラニンによる色素沈着やくすみなどがない）」

「明度が高い（明るさがある）」

「透明感がある（角層の乱れがない）」

「毛穴の汚れがない」

「たるみがない」

といった点で判断することができます。

いっぽうで、若い肌の段階にも生じるわずかな老化性変化は、「くすみ（肌の血行不良やターンオーバーの乱れ）」、そして、「小ジワ」から「普通のシワ（小ジワから変化する過程でより深くまで溝が刻まれる）」へと進んでいきます。さらに老化が進んでしまうと「たるみ」が出はじめ、「毛穴」や「目の下の膨らみ（アイバッグ）」、「目頭の下に広がる凹み（ティアトラフ）」などが目立ちはじめてしまいます。そうして「ほうれい線」も深くなり、上まぶたや口角にもたるみが広がってしまうのです。

シワやしみが顔全体に広がって、頬のたるみや老人性のイボなどが現れてしまっていたなら……、もう見事な老人肌の完成です。グズグズしてはいられません。そうした物理的な変化が出てしまうと、もはや日常のスキンケアでは回復困難なことが多いのです。なんらかの美容医療処置を併用しないと、「見た目の若さ」を取り戻せないケースもあるでしょう。

「太っちゃった」……それ、老化の始まりです

重要なのに意外と見落としやすい老化性の変化に、皮下脂肪や内臓脂肪の蓄積による「肥満」があります。顔の肌の変化と同様、老化性の肥満は20代中頃を過ぎるころから徐々に目立ちはじめます。初めのうちは、パンと張った外見も若さの象徴と思い込み、よほどでないと老化によって太ってしまったと気づく人はいません。

そこで、客観的な指標としてBMIが用いられます。

BMI（インデックス）＝体重（kg）÷｛身長（m）×身長（m）｝

肥満とは単に体重が重い、軽いといっただけでなく、脂肪が過剰に蓄積した状態を指します。日本では22を標準の体型と定め、この数値が25以上になると「肥満」と診断しています。

しかし、この数値は、「超えたら生活習慣病（メタボ）のリスクが高まる」とされる病的な基準に過ぎません。多くの人が理想とするスタイルを考慮したBMI値は、21程度ではないでしょうか。特に日本人の体型を考えるなら、25歳を過ぎて数値が21を超えはじめた

なら注意しておくとよいでしょう。

なぜ、肥満は老化に伴って現れるのでしょう。

それは、若さを維持する成長ホルモン作用を考えれば納得できるはずです。

ヒトが新生児としてこの世に生まれて以降、成熟した体型に至るまで、成長ホルモンの作用が常に体を大きく育ててくれました。食事によって取り入れた栄養素（カロリー）のほとんどが細胞の成長へと充てられたのです。摂取した栄養素はタンパク質の原料として新たな細胞に余すことなく利用され、体脂肪を合成して貯蔵に回そうといったアクションはほとんど生じませんでした。なぜなら、成長ホルモン自体が、余分な脂肪を燃焼させて新たなカロリーを作りだし（脂肪異化作用）、それと同時に新たにタンパク質を作りだす（タンパク同化作用）役目を担っていたからです。

ところが、このようにすっかり体も成熟して新たな成長の必要性がなくなると、成長ホルモンの分泌は次第に減少しはじめます。

すると、次に現れてくるのが、老化に備えて栄養素を蓄えようというアクションと、それに伴う脂肪の蓄積なのです。成長ホルモン分泌の低下によって太りはじめるということは、まさに体が老化モードに入ったことを示すものなのです。

BMI（インデックス・肥満指標）

BMI（Body Mass Index）＝体重（kg）÷｛身長（m）｝^{2}

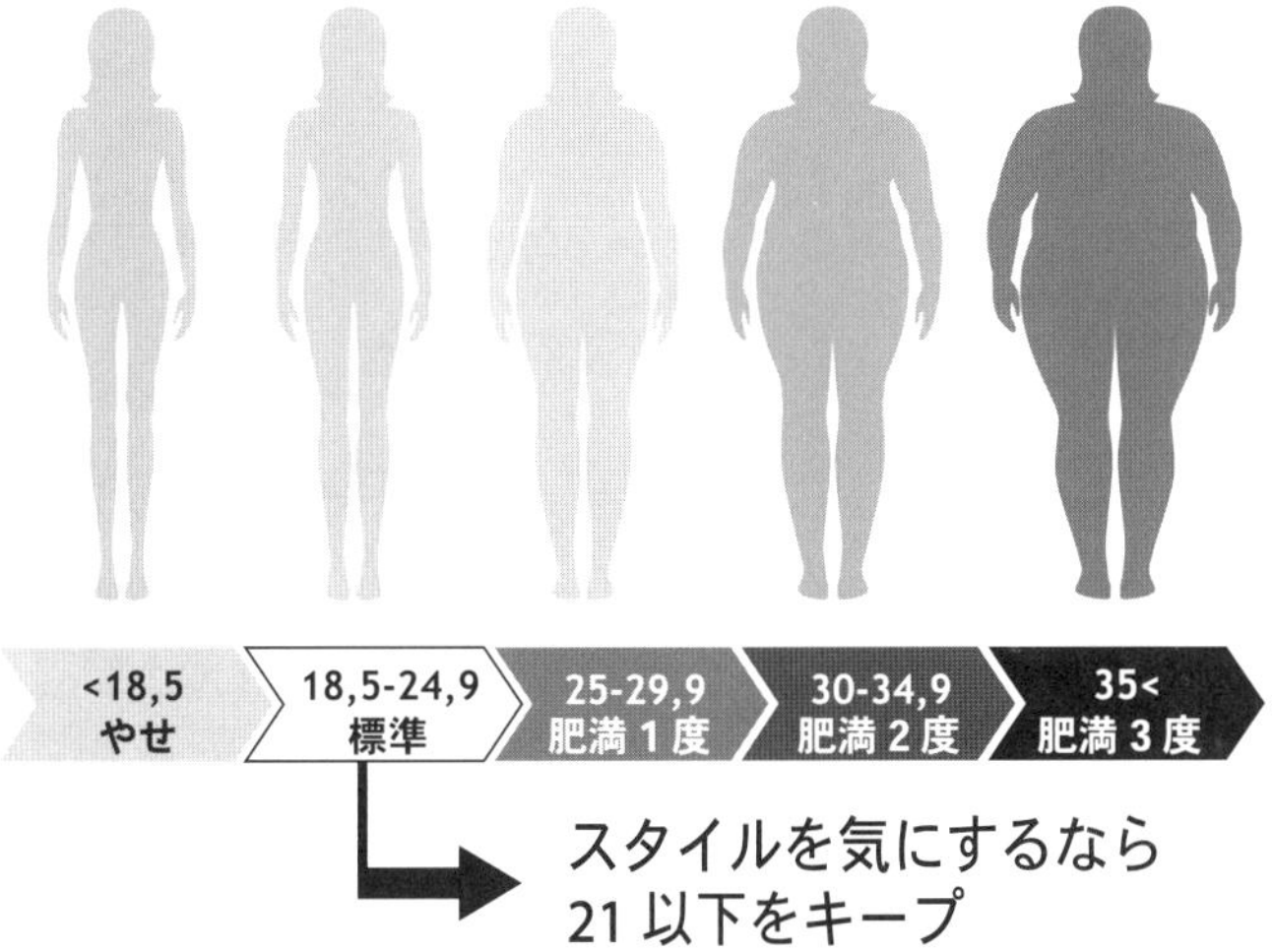

老化モードに入ってしまったなら、もし本気で若さを維持したいのなら、食事の摂取量に注意を払わなければなりません。もはや成長期に必要とされた量ほど、体はカロリーを必要としなくなっているからです。そうした消費状況の変化を理解せずにいままで通り食べつづけたなら、過剰となった栄養素（カロリー）のほとんどが脂肪の蓄積へと転用されてしまいます。気がついたときには体は一回りも大きくなり、二の腕やお腹、

脂肪細胞（CGイメージ）

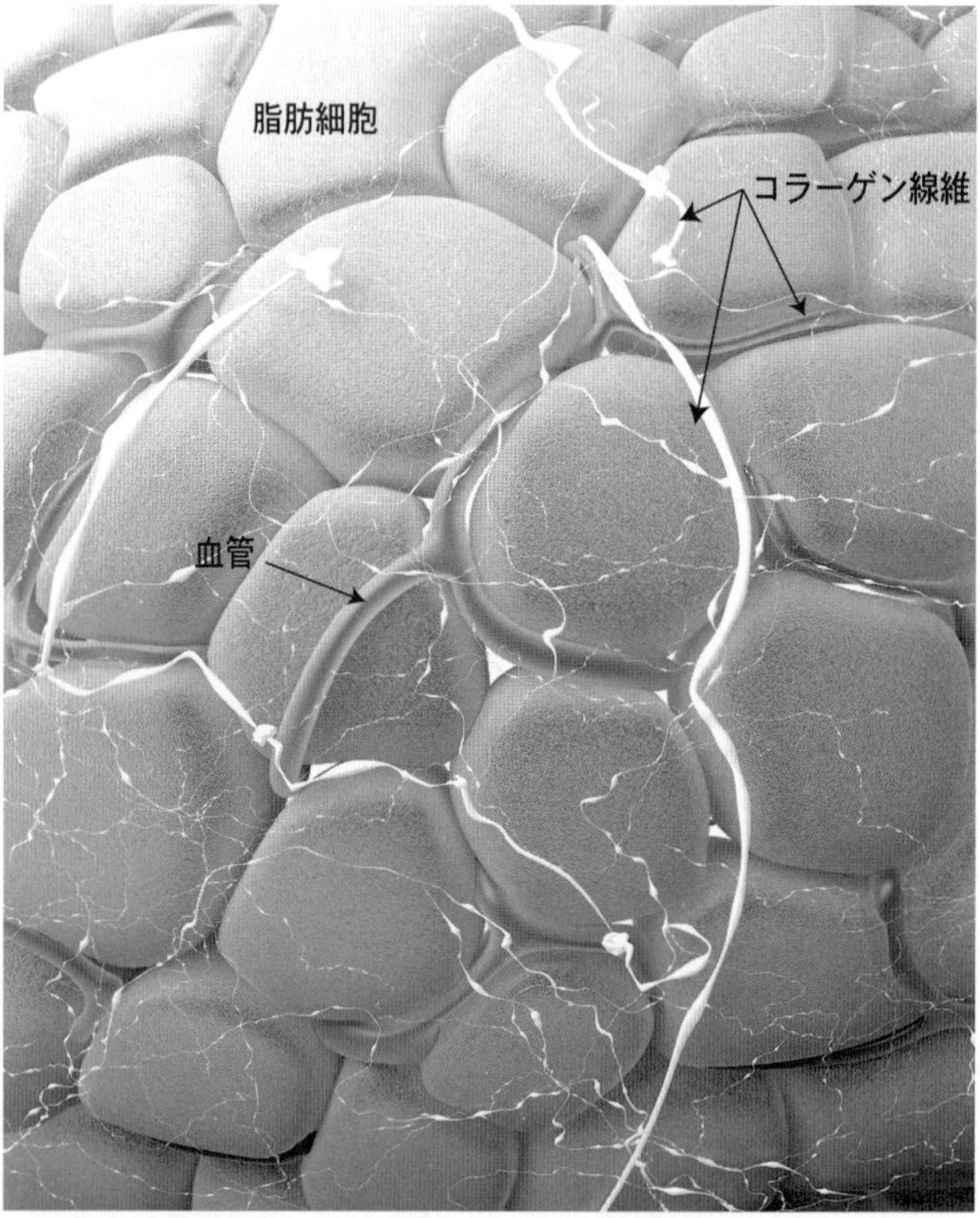

皮下に沈着した皮下脂肪（CGイメージ）。脂肪細胞が集まって作られた脂肪組織は体のあらゆる部位に沈着し、それぞれの細胞は肥満に伴って大きく膨らんでいきます。

また、表面をふんわりと包む白い線維（コラーゲン）が老化すると、その硬化した線維によって締めつけられ、内部の脂肪細胞は押しだされるようにしてセルライトが形成されます。

ネオエイジング ダイエット

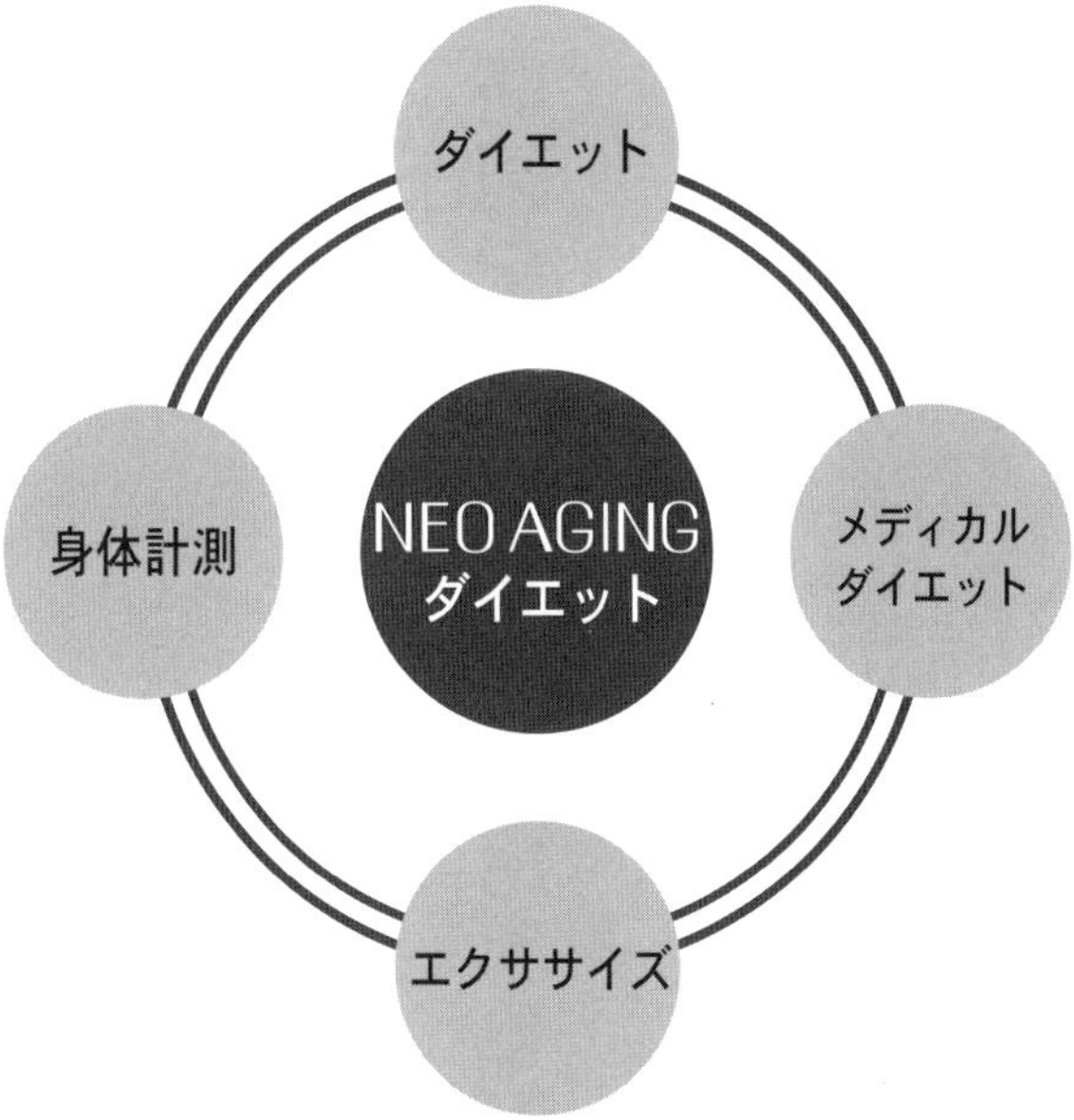

新しいダイエットの提案〈ネオエイジングダイエット〉
①身体状況の計測：BMI、体脂肪比率、除脂肪体重の算出
②一般的な食事摂取カロリーの見直し
③適度なエクササイズ
④ネオエイジング治療による補強

※「カロリー消費のパラドックス（第10章）」も参照願います。

太もも、お尻といった部分が「たぷたぷ」しはじめた……それはもう自身の老化を全身で宣言しているようなものです。

成長ホルモン分泌が減少してしまうと、ヒトの体は思ったほど栄養素（カロリー）を消費できなくなってしまいます。それなのにいままで通りのカロリー量を摂取しつづけたなら、肥満体型になってしまうのは当然なのです。

筋肉や骨格、関節に始まる老化の兆候

次に筋肉や骨格、関節などの老化について見てみましょう。

これらの老化性変化は、顔などの変化よりやや遅れて始まります。

たとえば筋力についてのピーク年齢は男性で30歳ごろ、女性では20歳を過ぎたころには早くもピークが訪れます。もちろん男女とも適度な運動の継続によって40歳ごろまではピークに近い筋力レベルを維持できますが、それ以降は急速に衰えていってしまいます。

一方、体重のおよそ40％を占めるとされる骨格筋の重量は40歳代半ばに減りはじめ、50

筋力・筋肉量のグラフ

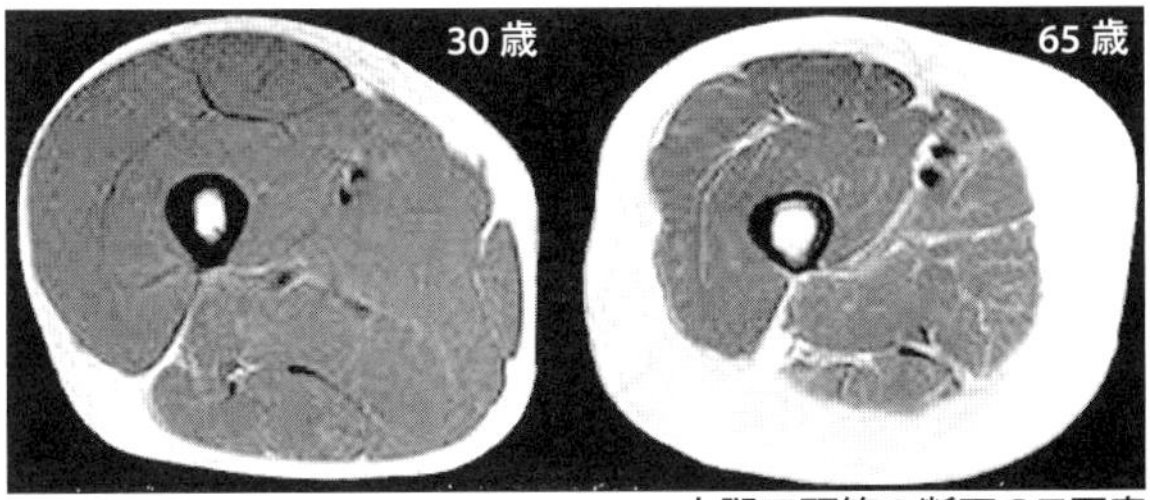

大腿四頭筋の断面ＣＴ写真

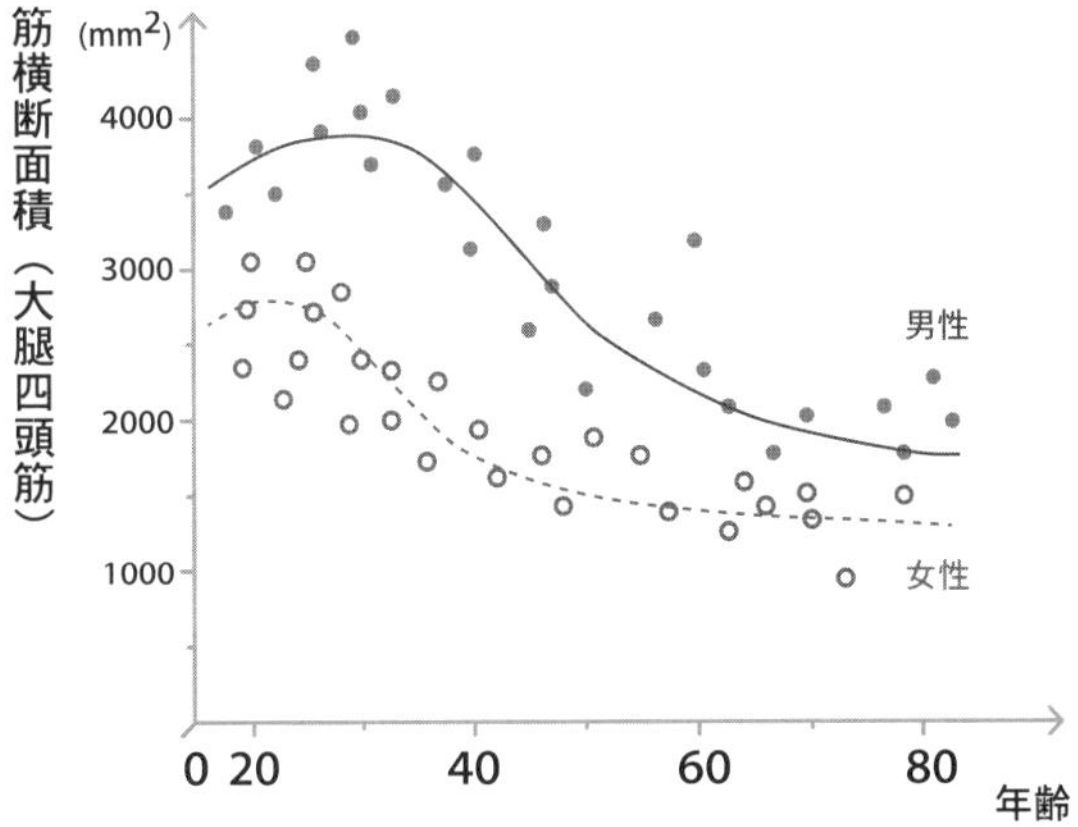

骨格筋は体における最も大きな組織とされ、全タンパク質量の50%を占めると推計されています。

健康成人では生活に伴って生じる筋肉量の減少を、食事の栄養素と、成長ホルモンによるタンパク同化作用の微妙なバランスで一定に保っています。しかし、加齢に伴う成長ホルモンの減少によって筋肉量は急速に減ってしまいます。

歳ごろには多くの人が10％以上も減らしてしまいます。そして、80歳以降になると、ほぼ全員が5割近い筋肉量を失ってしまうのです。

「とっさに動こうと思ったのに、昔ほど敏しょうに体が反応しなかった」

と訴える人も徐々に増えはじめます。そして、そうした時期が過ぎると、

「なにをするにも、重だるい気がして積極的に体を動かす気になれない」

といった全身的な症状さえ現れはじめます。

こうした変化は、まさに老化モードに入ったサイン。おそらく、だれしもが、

「少しウォーキングでも始めてみようか」

「食事の分量を摂生し、なにかスポーツやストレッチ体操でもやってみよう」

と考え、フィットネスジム通いや筋肉トレーニング、食事ダイエットなどに取り組む人も出はじめます。

ただし、こうした筋肉、骨格系へのエクササイズは、注意しなければならない点が数多くあります。たとえば筋肉エクササイズにあたっては、年齢に応じた筋肉の特性を考えなければなりません。日頃あまり体を動かさない人が急に運動を始めると、時にひどい筋肉痛を招いてしまうからです。

ちなみに、そうした筋肉痛に対して、

「乳酸という疲労物質が筋肉に溜まるから……」

という誤った解釈がまかり通っています。

確かにエクササイズというエネルギー消費は、酸素が欠乏しがちな筋肉から大量の乳酸を生みだします。そうした現象をとらえて、「乳酸が筋肉疲労や筋肉痛を生じさせる」と考えたのでしょうが、乳酸はけっして有害な老廃物ではありません。酸素供給が回復すれば、再び強力なエネルギー源として利用可能な物質なのです。

近年の研究により、筋肉痛の発生原因は、「老化した筋肉特性によるもの」と考えられるようになりました。普段あまり体を動かさない人が急にエクササイズを始めると、老化した筋肉線維に多数の小さな損傷（キズ）が生じてしまうからです。

そして、生じたキズの修復に白血球が多数集まり、かえって局所に強い炎症を生じさせます。生じた炎症は、筋肉を包んでいる筋膜という組織にも影響を及ぼし、頑固な筋肉痛を誘発するのです。運動直後には現れず、翌日以降になって症状が出てくるのも、そうした炎症の完成までに生じるタイムラグが原因でした。

なにもしなければ全身が老化していく

老化性の変化を挙げればきりがありません。老化がさらに進んで筋力減退などの時期を過ぎると、次は肩や腰、ひざなどの痛みや、骨や関節そのものの弱体化が問題になりはじめます。

こうした時期に対処できることといったら、ビタミンやカルシウム剤の服用や、コラーゲン、コンドロイチンの摂取といった程度しか思い浮かびません。調べてみると、意外なほど「老化の根本に対するケア方法」のないことに驚かされます。

では、更年期障害や性機能の減退に悩む人々はどうでしょう。

女性は、更年期障害に対し、ピルなどの経口服用薬や女性ホルモン剤の注射に頼る人も多いはず。男性は、老化に伴う性機能障害に対し、バイアグラなどの商品名で有名になったＥＤ治療剤を服用する人も多いことでしょう。

しかし、こうした医薬品は、原因となった老化そのものを改善する薬ではありません。症状の改善という対症療法に過ぎないのです。

白髪《しらが》や脱毛（抜け毛）も同様です。頭髪にまつわる変化も、歳を経るにしたがって徐々に増えてきます。加齢が毛包部に影響し、白髪や脱毛といったふうに見た目が変化します。

それらの対処も、医師が処方する医薬品を除けば、ヘアケア製品しかないのが実状です。そして、そのほとんどは対症療法に過ぎず、老化に伴って生じる白髪や脱毛の根本原因に作用するものではありません。もし、本格的に白髪改善に取り組むならば、毛包の色素幹細胞に、そして、脱毛の改善には同部位の毛包幹細胞に、「根本的な若返り対処」をしなければなりません。

最後に、もう一つ忘れがちな兆候として歯科・口腔領域の老化性変化について紹介しておきましょう。

この部位の老化性変化で最も代表的な疾患が、歯周病（歯肉炎、歯槽膿漏《しそうのうろう》など）です。これらに対する初期対応といえば、せいぜい歯磨き・ブラッシング指導。ところが、実際にやってみて劇的に改善する例はほんのわずかしかありません。もちろん、炎症による腫れや痛みが一時的に改善することもあるでしょうが、結局のところ歯槽膿漏はいずれ進行して痛みが激しくなり、食事が困難になってしまうため、抜歯を余儀なくされてしまうのです。

歯周病がこうした経過をたどるには理由があります。歯周病の原因は歯にあるのではなく、老化によって生じた歯ぐきやあごの骨の「痩せ」に根本的な問題があるからです。歳をとって上あご・下あごの骨がともに痩せてスカスカになり、そこに生えている歯を支えることが困難になってしまったのです。

そうなってから慌てて歯をケアしたところで、根本的な解決にはなりません。結局のところ、昔ながらの義歯（入れ歯）や、広く普及しはじめたインプラント治療以外には解決法がなくなってしまうのです。

根本的な老化防止は、細胞の若さを呼び覚ますこと

このような全身に及ぶ老化の兆候を知ってどう思われたでしょう。

いままでになされた各種のエイジングケア（アンチエイジングも含む）では、そうした「老化の結果」に対する事後の対処つまり「補修」がほとんどでした。そのため、どれほど丁寧に対処しても、根本的な対処を併用しない限り、成果は長続きしなかったのです。

既述のとおり、老化の本質とは、体の細胞の一つひとつに経年変化という劣化が現れてくることです。詳しくいえば、老化によって成長ホルモン分泌が減少し、細胞を作るのに必要なタンパク質をうまく作りだせなくなった状態です。当然、そうした変化に対抗するには、再びそれらの細胞に「若さを呼び覚ます工夫」をしなくてはなりません。

では、細胞の若さを呼び覚ますにはどうしたらよいのでしょうか。

実は、いたって簡単。劣化した細胞にいち早く見切りをつけ、新たな細胞への生まれ変わりを促すことです。

劣化した細胞に早く見切りをつける理由は、一度老化した細胞を元通りにして再利用するのは、医学的に賢い選択ではないからです。むしろ老化によって生じた周辺環境も考慮すれば、劣化した細胞を一掃し、新たに生まれ変わらせるほうが非常に安全かつ有効な若返り手段なのです。

日本では大多数の人が30歳前後に「老化しはじめた」と感じるはずです（これには人種差もあり、例えばコケイジャン（Caucasian）と呼ばれる人々は、日本人より老化の現れる速度が速く、5歳程度若くして自覚しはじめます）。老化を自覚しはじめる30歳前後こそが、まさに生物学的に見た若さと、成長の終わりを告げる時期でもあります。そして、ヒトという生命体に「成長を終えるきっかけ」を与えるものこそが、成長ホルモンの急速な減少という〝生命シグナル〟です。

こうした老化の本質を踏まえ、新たな細胞への生まれ変わりを促進させるのが『ネオエイジング治療』です。

初めは漠然とで構いません。まずは、これらの意味合いを頭の片隅に置き、体を構成する細胞について理解を深めていきましょう。

第3章

自分の体を形作っている細胞を知ろう

再計算されたヒトの細胞数は37兆個

私たちの体の全細胞数はどのぐらいでしょう。

つい最近まで、「体の細胞数はおよそ60兆個」という説明がほとんどでした。その数字的根拠は、ヒトの体重を60kgとしたうえで、一つひとつの細胞の重さを1ng（ナノグラム：10億分の1g）程度と見積もったことでした。

しかし、ヒト細胞も、その部位（臓器）が異なればサイズも異なることを考慮しなければなりません。そこで、より正確な全細胞数を検証するため、細胞の大きさが部位ごと臓器ごとに異なる点を考慮した再計算が行われたのです。

その結果、明らかとなった全細胞数の推計値は、体重70kgの成人において37兆2000億個です。

この細胞数は血液中を流れる各種の血球細胞（赤血球、白血球など）も含んだ数値です。体そのものを形作っている固形組織（臓器）に限定するなら、全細胞数から血球細胞数を引かなければなりません。

試しに、血液中で代表的な細胞「赤血球」の数を推計してみましょう。

まずは、私たちの体を流れる血液の重さが体重のおよそ13分の1であるという経験則に基づいて計算してみると、全血液量は70kg÷13＝5・38kg。ついで血液の比重を水とほぼ等しい1g＝1mℓであるとしたなら、その全容積は5380mℓ程度になるはずです。

その上で血液中に含まれる単位容積あたりの赤血球数を、男女の平均をとって1mℓあたりおよそ47億個と算出すれば、血液の全容積5380mℓ中には25兆2000億個ほどの赤血球が存在することになります（ちなみに白血球の数は赤血球の数と比べてはるかに微量なため、計算に含めていません）。そうして、体の全細胞数（37兆2000億個）から血液中の細胞数（25兆2000億個）を引き、残ったおよそ12兆個が固形組織を作りあげている細胞数ということになります。

効果的に若返りを行うには、およそ12兆個の細胞に効果を効率よく行き渡らせる全身的な治療手段が重要となってきます。そんな治療法、それが『ネオエイジング治療』です。

若返りの鍵は細胞分裂

若返りの本質を理解するには、体のなかで生まれた細胞がどのような経過をたどって成長していくのかを知っておかなければなりません。

まずは、私たち「ヒト」がこの世に誕生するところから話を始めましょう。

私たちが生まれるきっかけは、母親の胎内で卵子と精子がめぐり逢うこと。やがて卵子と精子が一つに合体する「受精」という現象が起き、受精卵というたった一つの細胞がこの世に作りだされます。

新たな細胞は間もなく活動を開始し、細胞分裂という仕組みによって、当初一つだった細胞が二つに、二つが4つにと、細胞数を倍々に増やします。その後も細胞分裂が順調に進み、肉眼でも見える大きさにまで成長すると、心臓の鼓動も聞こえはじめることでしょう。それ以後も、臓器や骨格の成長を伴いながら大きく育っていきます。そうしておよそ280日が経過するころ、3kg前後の重量（体重）を持ったヒトという生命体が母親の胎内から誕生してくるのです。

細胞分裂（CGイメージ）

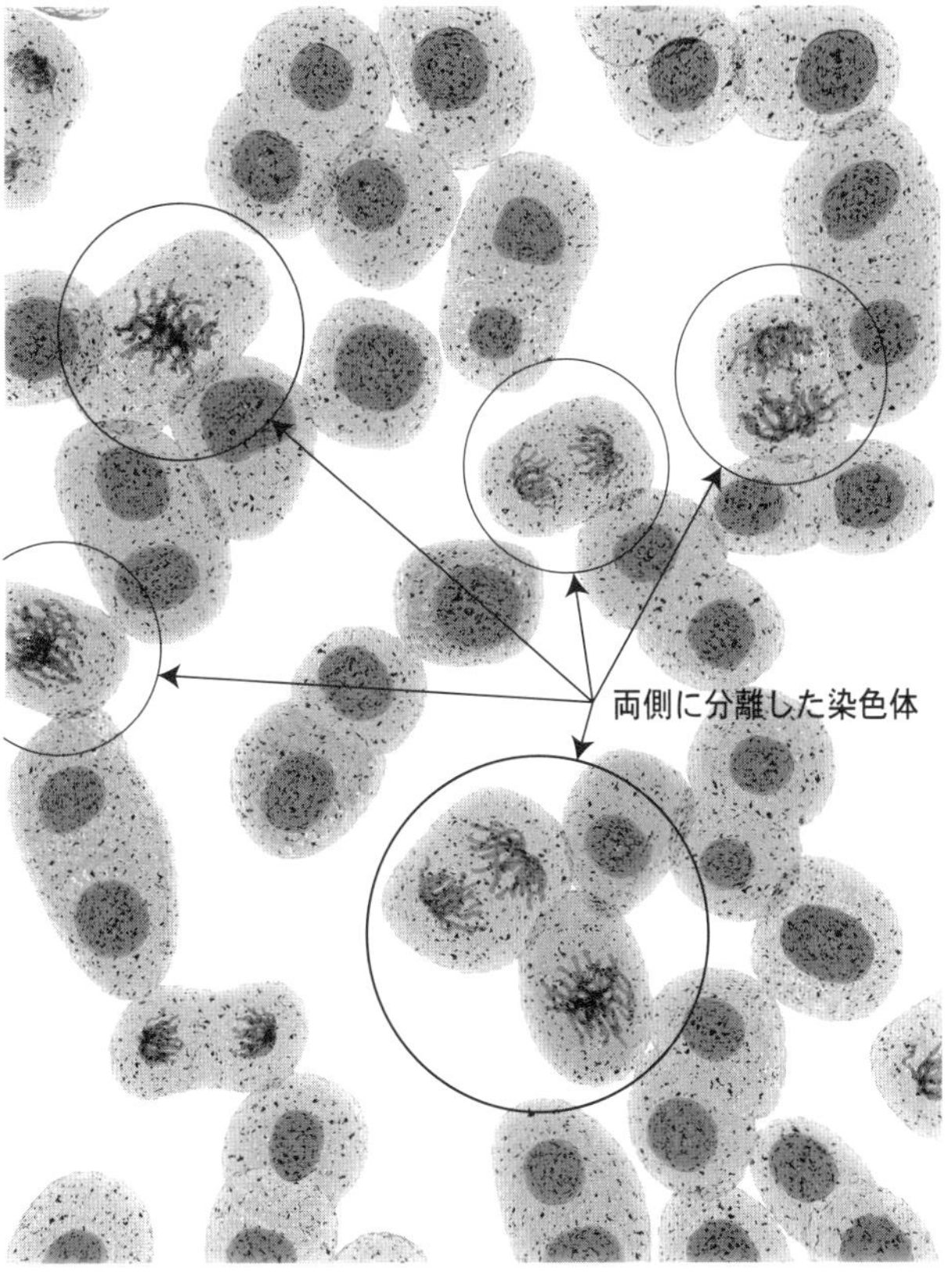

細胞核の内部に備わった染色体はDNAが凝縮したものですが、常にどの細胞でも観察できるわけではありません。細胞分裂によって新しく生まれ変わろうとした時期の細胞に遭遇しないと、染色体を観察することはできないのです（○囲み内は分裂中の細胞）。

生まれてからも順調な成長によって、12～16歳ころには一生のうちで最も細胞分裂の盛んな成長期が到来します。そして、20歳前後にはヒトとしてほぼ成熟した体型へと発達を遂げているはずです。

どうしてこのような話をするのかというと、ここには若返りの本質となる「細胞分裂」という生命活動のすべてが含まれているからです。ヒトが成長するのにも、若さを維持するのにも、細胞分裂が欠かせません。

細胞分裂をよく観察すると、大きく分けて二種類あることがわかります。

①細胞を倍々に増やすことで、体を大きく成長させる細胞分裂
②新たな細胞に置き換えることで、身体機能を維持する細胞分裂

この二つの細胞分裂をそれぞれ説明してみましょう。

細胞分裂には二つのタイプがある

細胞を倍に増やす細胞分裂

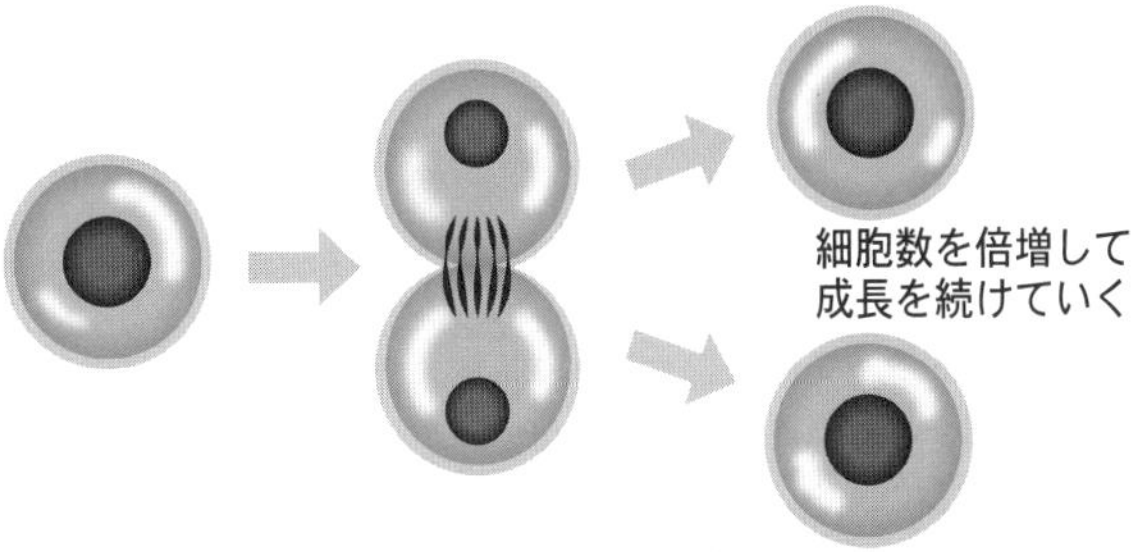

　この細胞分裂は一つの細胞を倍加させて細胞数を増やしていきます。このタイプは主に体を大きく成長させる際に営まれ、細胞分裂として一番ポピュラーなスタイルに思われるかもしれません。

①細胞を倍々に増やすことで、体を大きく成長させる細胞分裂

　この細胞分裂は一つの細胞が二つに分裂し、さらにその二つの細胞がそれぞれ分裂して合計四つに……と倍々に増加、その細胞数・容積とも倍増させていく特徴があります。このタイプは主に体を大きく成長させる際に営まれ、一番ポピュラーな細胞分裂といえるでしょう。

　先ほど解説した受精卵から成熟体型へと至る例においても、この細胞分裂が中心となっています。出生時には３kg前後だった体重を、成熟時までに約20倍の重さへと成長させていきます。

②新たな細胞に置き換えることで、身体機

能を維持する細胞分裂

この細胞分裂も、一つの細胞が二つに分裂するところまでは同様です。違うのは、二つに分裂した細胞の一方は、古くなって排除された細胞の置き換えに用いられる点です。もう一方の細胞は分裂前の場所にとどまり、結果として細胞分裂の前後で細胞数を変化させません。体や組織の大きさを変化させずに、その部位の身体機能を若く維持するのです。

このタイプの細胞分裂は、一生を通じて行われるという特徴があります。先の例①のような、目にも明らかな成長の陰で、この細胞分裂はしっかりと営まれています。生まれての新生児であっても、細胞には日々寿命が訪れ、常に補充が必要とされるからです。

そもそも、成長に伴って常に誕生する細胞ですが、寿命は部位によってはほんの数日しかないものもあります。すべての細胞寿命がそこまで短くないにしても、大多数は数週間～数カ月で寿命を迎え、体から排除されます。そうして細胞を失った場所に新たな細胞を補充してくれる細胞分裂がないと、身体機能の維持はままなりません。

いかがでしょう。同じように思える細胞分裂にも、成長を目的とした細胞分裂と、失われた細胞の補充を目的とした細胞分裂の二つがあります。成熟期まではこの両者が混在して営まれることで、体の成長と機能維持の双方がバランスよく行われます。

細胞を置き換える細胞分裂

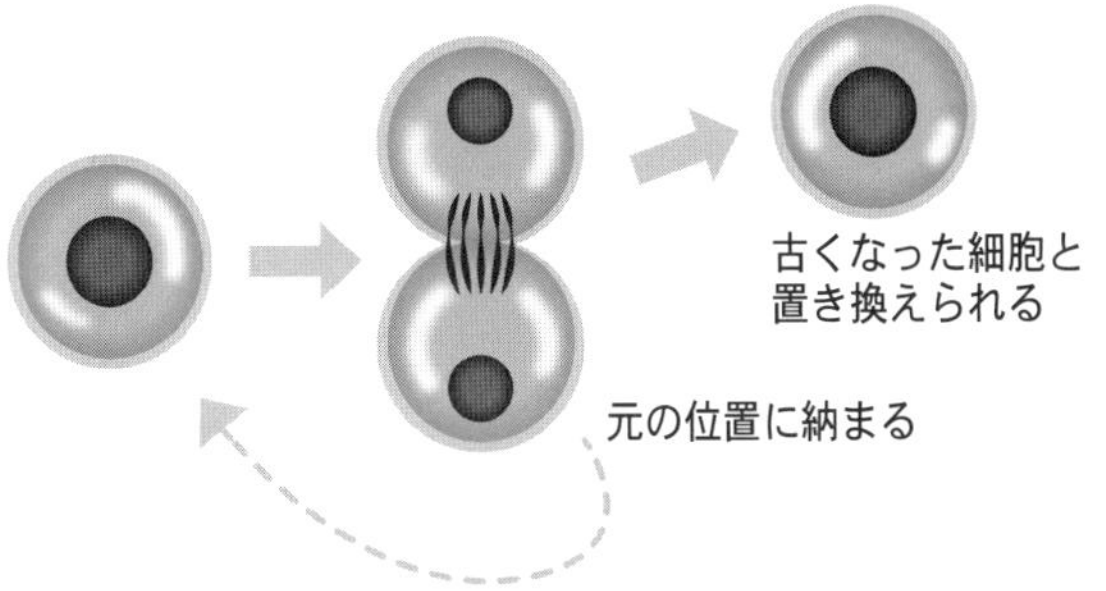

一つの細胞が二つに分裂するところまでは同様です。ところが、新しく分裂した細胞の一つは、古くなって排除される細胞と置き換えられます。そしてもう一つの新しい細胞は分裂前の元あった場所にとどまり、細胞分裂の前後で細胞数は変化しないという特徴があります。

そして、成熟体型になったあとは、後者の細胞分裂が主に営まれるようになります。いままで細胞数の増加させて成長をもたらした細胞分裂は、活躍の場がなくなります。もし成長を目的とした細胞分裂が営まれるとしたなら、それはケガなどで体の一部を損傷した際に、その欠損部分の修復として行われるときです。

このように、ヒトが成熟期を迎えた以降は、新たに細胞を置き換えることによって身体機能を維持する細胞分裂が主となり、この細胞分裂をいかに緻密に行えるかが、若さを維持するための鍵となるのです。

本書では、若返りへの関与度合いが大

きい、新たな細胞への置き換えを中心とした細胞分裂について話を進めることにします。

細胞にも寿命があり、常に生まれ変わっている（細胞分裂）

このように、生まれてから細胞分裂を繰り返して成熟を維持する細胞群、すなわち「分裂系細胞群」の細胞分裂が、いつも成功するとは限りません。細胞分裂がうまく行われず、中途半端に老化した細胞として、その場に居座ってしまうこともあります。

そうした細胞は、いずれ好ましくない老化物質を周辺に撒き散らし、老化範囲を拡大させることもあります。最悪のケースでは、そうした細胞のDNA（デオキシリボ核酸）に突然変異を生じさせ、時にがん化につながってしまうのです。

そのため、各細胞は自身の老化状況や周辺環境などを検知しつつ、必要に応じて細胞分裂の開始を決断しなければなりません。こうした段階になって始まる新たな細胞の分裂サイクルを、細胞周期と呼びます。

このようなトラブルを乗り越え、無事に細胞の分裂周期に入りると、当事者たる細胞にはさまざまな影響と変化が現れはじめます。

まず、細胞の形態が徐々に変化しはじめ、丸くなってやがて分裂の時を迎える「G0期」から「G1期」。

続いて、細胞核の内部に備わったDNAにも分裂に備えた複製が始まり、周辺に散らばったゴルジ体やミトコンドリアといった細胞内パーツが双方の側へと移動する「S期」に続きます。

その後は、それまで無秩序に絡み合っていたDNA同士がいくつかのグループに分かれて集まりはじめ、染色体という構造を形成します。そうした段階を経て、同じく複製された中心体と呼ばれる構造体とともに、二つの細胞へと分裂しやすいように、両端の細胞領域に移動を開始するのです。

分裂する細胞双方の側にパーツ移動が完了すると、新たな動作がスタートします。それが細胞の中間部分にくびれを作り、二つの細胞へと分離させる役割を持った「収縮環」の生成です。それによって締めつけられた細胞の分裂箇所は徐々に狭まり、最終的には収縮環によって完全に二つの細胞に分断され、細胞の分裂周期が終了します「M期」。

ここで重要なことは、一連の細胞周期では内部の各種パーツも互いに連携し、系統だって細胞分裂を成し遂げなければならない点です。このあたりを詳しく理解するには『ネオエイジング治療』や、細胞内部に備わった各種パーツの仕組みに関し、もう少し踏み込んだ知識が必要かもしれません。それらの事柄については改めて次章で詳しく説明することにしましょう。

細胞周期

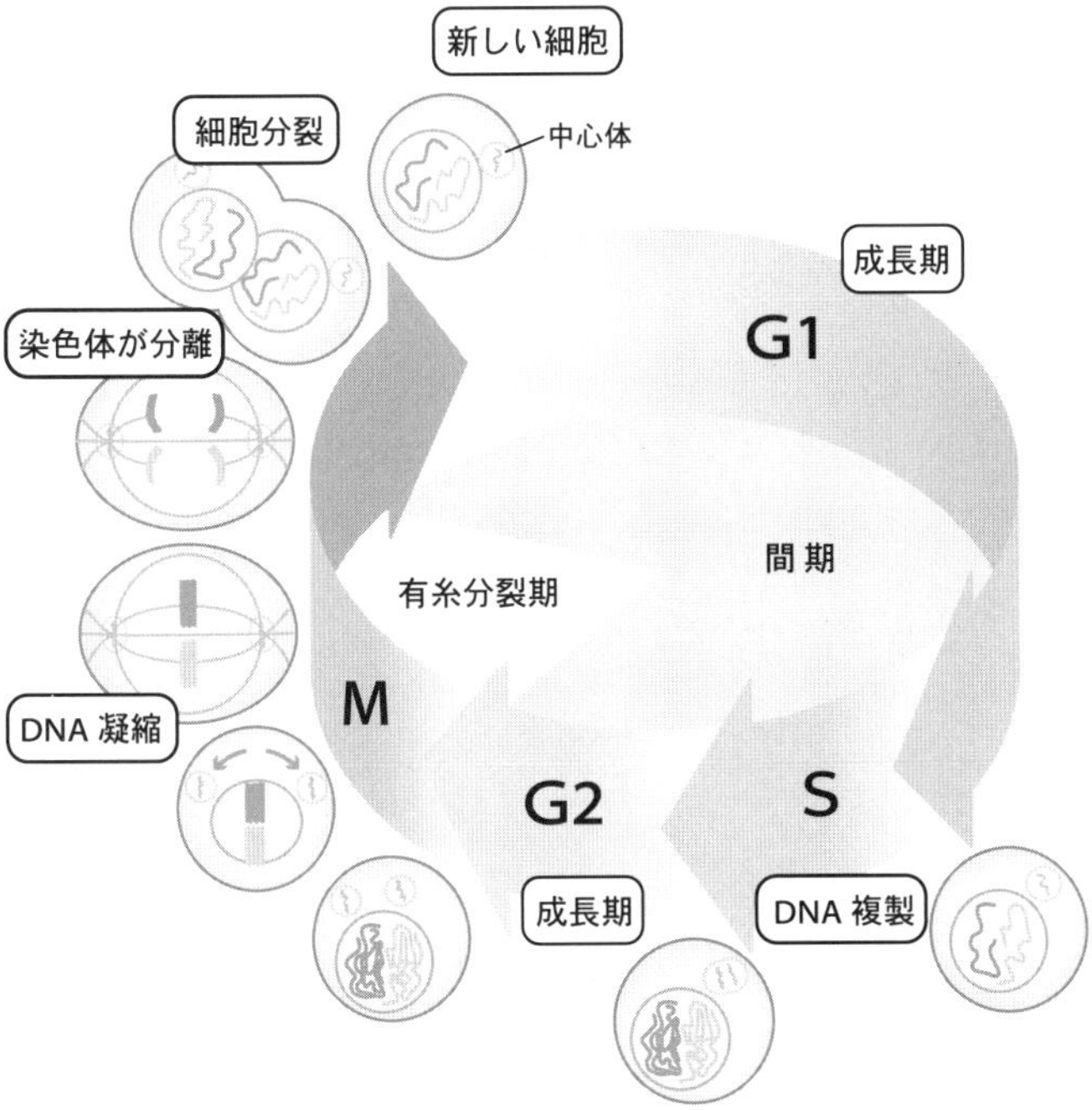

上図は分裂を終えた細胞が、次に細胞分裂を迎えるまでのサイクルを表していて、細胞周期は以下の４期間に分けられます。

細胞分裂が始まる（分裂期：M期）、その後の（第１間期：G１期）を経て（DNA複製期：S期）になるとDNAを複製しはじめます。続く（第２間期：G２期）を過ぎると再び次の分裂期を迎え、細胞分裂が繰り返されていきます。

第4章

若返りは細胞骨格から

どの細胞にも「筋肉」がぎっしり詰め込まれている

「私たちの細胞は、どれも筋肉がぎっしりと詰まっている」

これは、けっして誇張した話ではありません。あらゆる細胞の内部には、筋肉と同じ「フィラメント」と呼ばれるタンパク質の線維が豊富に詰め込まれているのです。なかでも、「アクチンフィラメント」は、全身の骨格筋を作りあげているタンパク質の線維「アクチン」と全く同じものです。細胞内部にはこのほかにも「微小管」や「中間径フィラメント」といったフィラメントが含まれていて、それらを総称して「細胞骨格（cytoskeleton）」と呼んでいます。

細胞骨格の特徴は、若返りを担う成長ホルモンの影響を受けている点です。フィラメントの増産は、成長ホルモンによるタンパク質の合成促進がきっかけになります。

細胞のなかに筋線維？

細胞骨格の蛍光顕微鏡写真（内部には多数のフィラメントが存在）

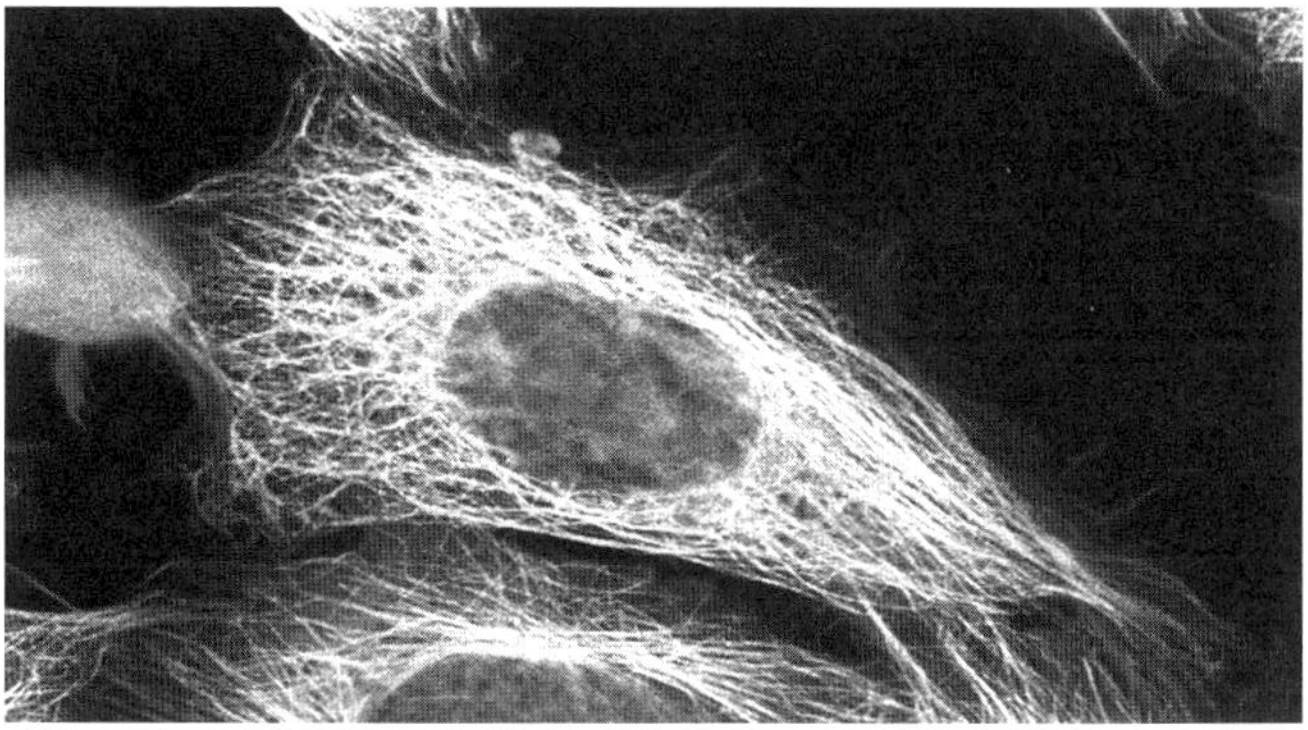

細胞内部に広がる細胞骨格。そのなかでも重要な役割を持つアクチンフィラメントは、筋肉に含まれるアクチンと同一のもの。細胞骨格が発生したあとに、主に運動を担当する筋肉に進化したと考えられています。

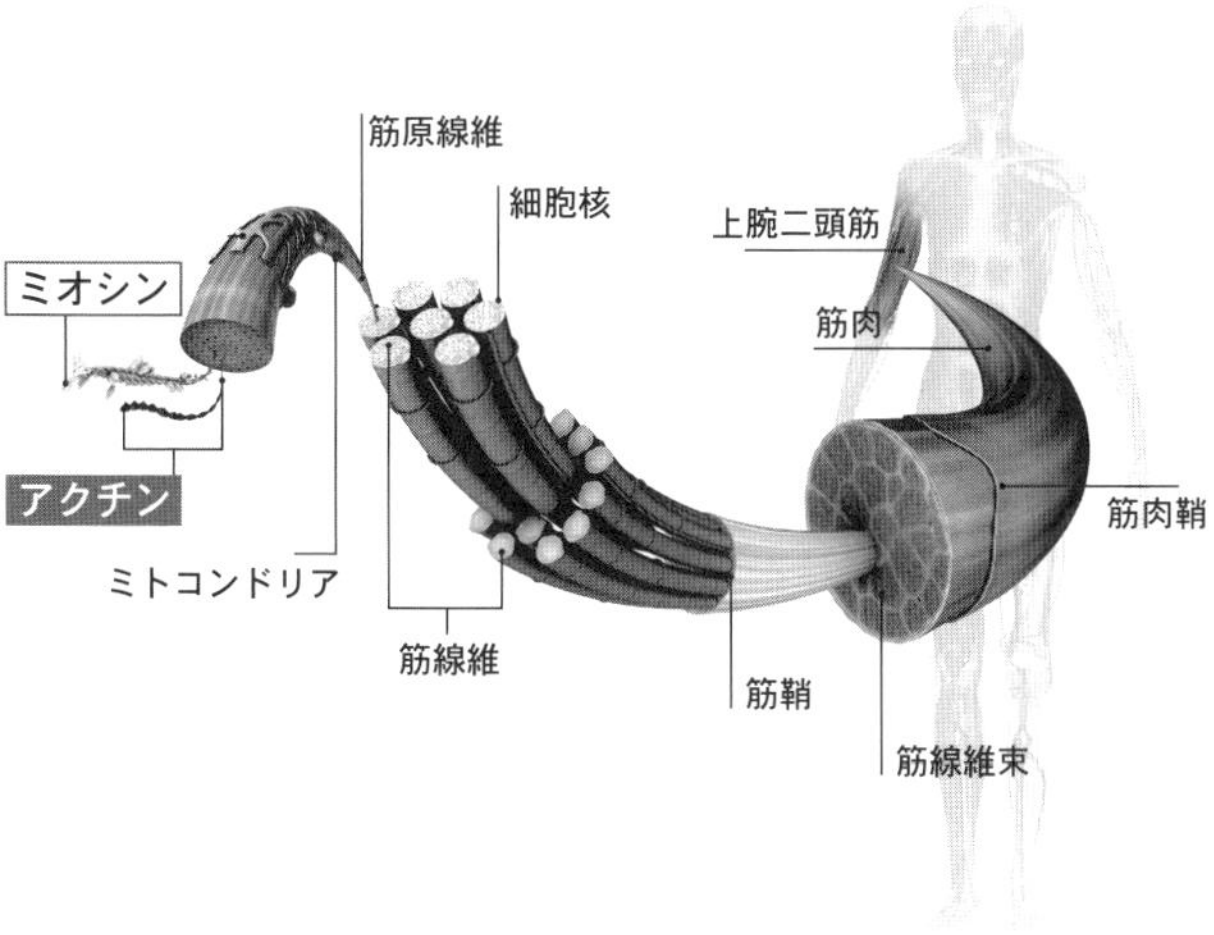

従来の細胞図

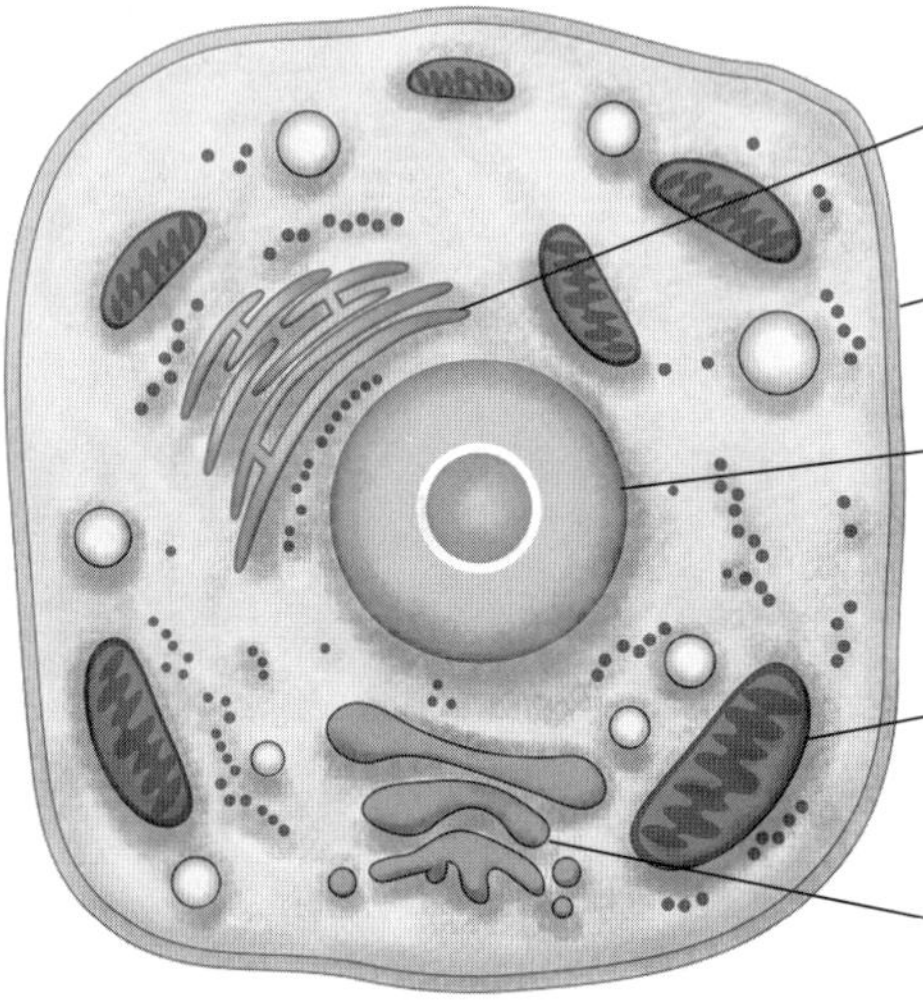

多くの人が記憶していると思われる一般的な細胞図です。
この図からは「細胞とは、一つひとつが細胞膜という膜に包まれ、その真ん中には丸い形をした核（細胞核）が備わっている」。そしてさらに付け加えると「細胞のなかにはミトコンドリアや小胞体、ゴルジ体といった小さなパーツも含まれている」といった内容が理解できることでしょう。
しかし、機能を細胞レベルから理解していくためには、若返りに重要な細胞骨格（アクチンフィラメント、微小管、中間径フィラメント）が描かれていない細胞図では不十分なのです。

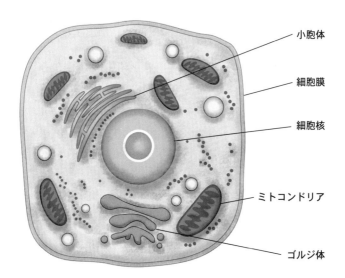

若返りの根本構造「細胞骨格」

「細胞」と聞くと、学生時代の理科や生物の授業を思いだし、次のようなものをイメージするかもしれません。

「細胞とは、一つひとつが細胞膜という膜に包まれていて、その真ん中には丸い形をした核（細胞核）が備わっている」。さらに詳しくいえば、「細胞のなかにはミトコンドリアや小胞体、ゴルジ体といった小さなパーツが含まれている」

なんら間違いはありませんが、若返りにとって最も重要な役割をなす構造体、「細胞骨格」の知識がすっぽりと抜け落ちています。

その理由は単純明快です。多くの人が見てきた（と思われる）細胞図表には、細胞骨格が全く描かれていないからです。おそらく前頁の【従来の細胞図】のような図表だったと思います。この図表では細胞骨格という構造体が見事に省かれています。

次に【細胞骨格を含んだ細胞図】を見てみましょう。先ほどの図表とは異なり、細胞骨格がしっかりと描かれています。もしカラー印刷なら、三種のフィラメントももっとわかり

細胞骨格を含んだ細胞図

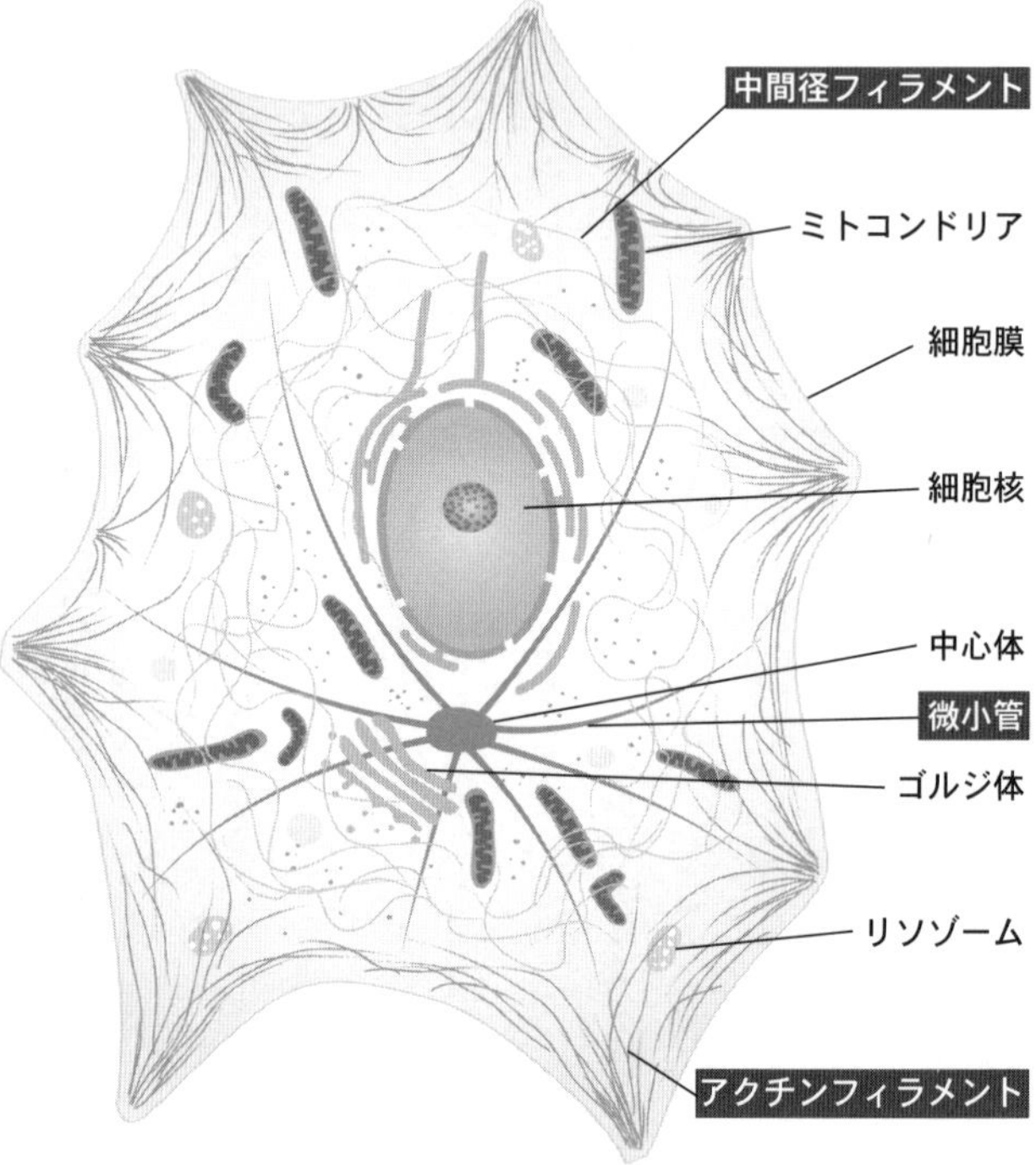

先ほどのものとは異なり、この図では細胞骨格の３種のフィラメントがはっきりと描かれています。もしカラー印刷なら、そのフィラメント３種もわかりやすく色分けされていたことでしょう。

生物学や医学といった専門分野の資料を見ない限り、こうした構造体を知る機会は非常に限られます。

やすく見えるはずです。現役の研究者を除き、細胞骨格に一番詳しいのは基礎医学を勉強中の医学生たちだと思います。細胞生物学といった基礎分野を学ぶにあたり、細胞のベースとなる細胞骨格の存在を知らないはずがないからです。しかし、本当は、実際に臨床を担当する現役ドクターにこそ思い出してもらいたい若返りの根本的な構造体です。特に昨今、医療の各分野において次々と再生医療の概念が導入されはじめています。当然、抗加齢医学（エイジングケア）の分野においても、再生医療への理解と対処が欠かせない時代に入ったと考えられます。こうなると、若返り治療や各種のエイジングケア現場でも、もはや再生医療の根本である細胞骨格を理解せずして日常の業務は務まりません。

もう一度、細胞のなかを見直そう

図表【線維芽細胞の内部構造】を見てみましょう。

これは皮膚（肌）の表面を覆っている「表皮」のすぐ下にある「真皮」層から取りだした、若い「線《せん》維《い》芽《が》細《さい》胞《ぼう》」です。カラー写真で見ると、特殊な色づけによって鮮やかに強調

線維芽細胞の内部構造

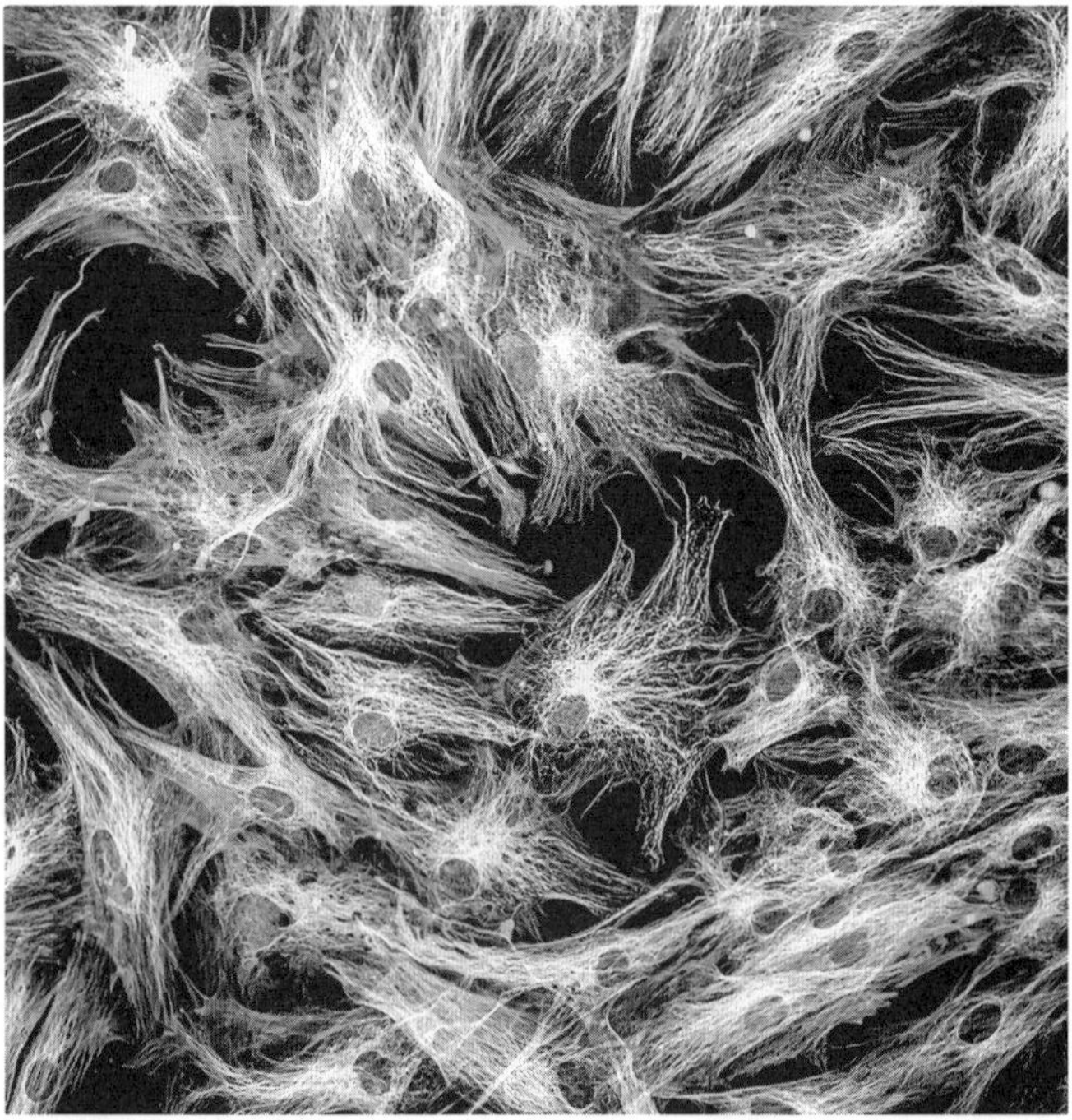

細胞全体を包んでいる「細胞膜」と、その中心付近にある「細胞核」を確認してみましょう。この写真では中心部の丸い構造体が細胞核です。そしてその周囲には、まるで髪の毛のように細い構造体がいくつも見つかることでしょう。これらが細胞骨格を作っている各種の線維（フィラメント）です。

食事によって得たアミノ酸を原料にしてタンパク質を作り、それによって細胞のなかにフィラメントを生産しているからこそ、私たちは常に若く健康的な細胞を維持できるのです。

された細胞骨格の線維が確認できるでしょう（カバー背面のカラー写真参照）。

まず、写真のなかで細胞全体を包んでいる「細胞膜」と、その中心付近にある「細胞核」を確認してみましょう。細胞核はカラー写真では青色に染まっている部分です。周囲には、髪の毛のような細い構造体がいくつも見つかるはずです。これらが細胞骨格を作りあげているフィラメントと呼ばれる各種の線維です。日々、食事から取り入れたアミノ酸を原料にタンパク質を作り、それによって細胞のなかにフィラメントが休みなく作りだされるからこそ、若く健康的な細胞を維持していられるのです。

ここでは3種に分類された細胞骨格のフィラメントを解説します。こうしたフィラメントが細胞内部に詰め込まれているのを知っておくと、『ネオエイジング治療』がどのようにして作用を発揮しているのかが、たやすく理解できます。

一番細い「アクチンフィラメント」

細胞骨格は、アクチンフィラメント、微小管、中間径フィラメントと呼ばれる3種類のタンパク質線維（フィラメント）によって成り立っています。

3種類のタンパク質線維は、細胞の形状を支えるために細胞内を網目のように広がっています。また、細胞の形状を変化させる動的な仕組みにも関わり、染色体やミトコンドリアなど細胞小器官の移動にも関わります。さらに、時には細胞の更新（生まれ変わり）にも関わって分裂を促進します。

まずは、若返りに大きく関与するアクチンフィラメントの話から始めましょう。

【アクチンフィラメント：Actin Filament】

アクチンフィラメントは細胞の表面近くで形成されていて、一つひとつの細胞に張りや運動性を与えています。また、特殊なモータータンパク質「ミオシン」と組み合わさって、若返りに不可欠な細胞分裂にも大きな役割を果たしています。

このフィラメントの名称を見てなにか気づいた方はいないでしょうか。実は、このフィラメントは、体の至るところにある骨格筋（筋肉）の線維成分「アクチン」と全く同じものだからです。

ここで説明する細胞内部のアクチンフィラメントは、骨格筋という筋肉組織が発達する

アクチン フィラメント

細胞骨格の蛍光顕微鏡写真（細胞の輪郭周囲に多く分布している）

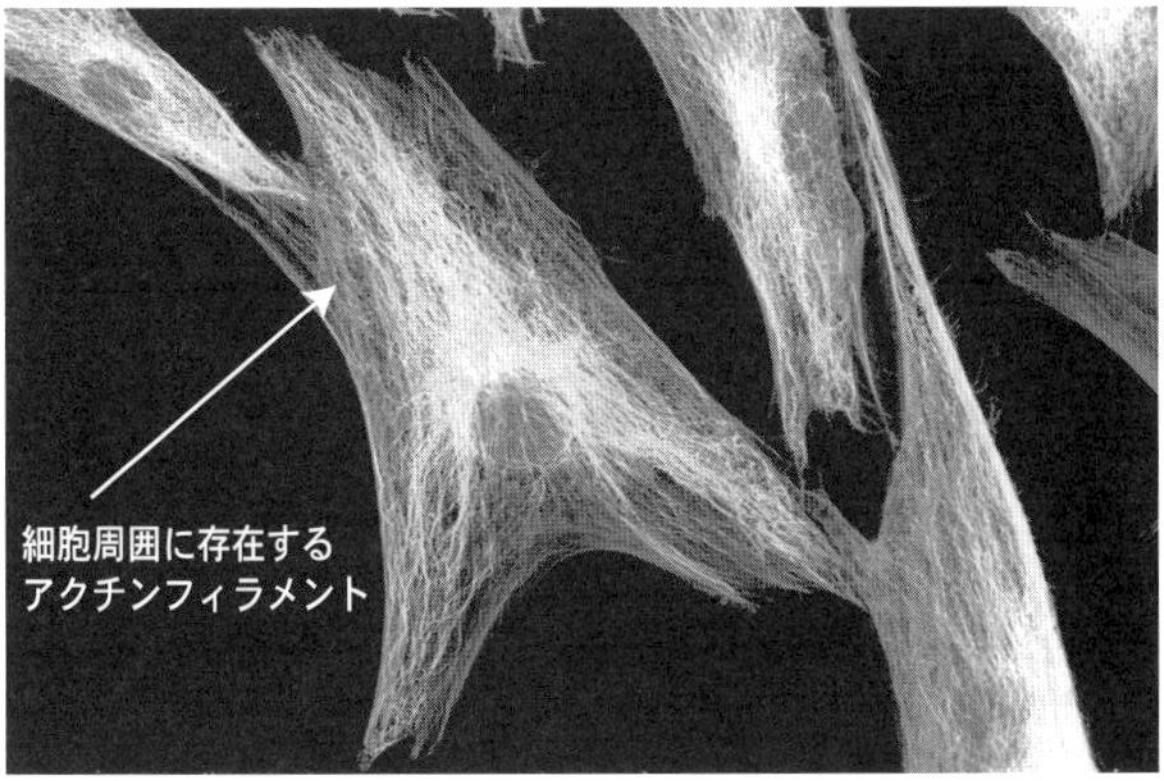

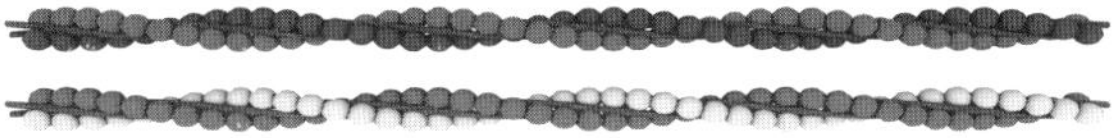

アクチンタンパクの単量体が集合し、極性のある二本鎖を形成

アクチンフィラメントは細胞膜のすぐ下で豊富に形成され、一つひとつの細胞に張りや運動性を与えています。また、アクチンフィラメントは骨格筋の線維成分（アクチン）と同一のものであり、筋肉組織が発達するはるか以前から細胞のなかに備わっていました。そして、その後にアクチンフィラメントはミオシンというタンパクと組み合わさって効率のよい運動を担う、全身の骨格筋へと進化していったのです。

アクチンフィラメントの重要な働きは、細胞分裂前に成長ホルモンの影響を受けて迅速にその量を増やし、分裂前の細胞をおよそ２倍の大きさに成長させることです。さらには細胞分裂に際して収縮環という構造体を形成し、分裂によって生じるくびれを断ち切り、細胞を二つに切り分ける役目を担っています。

そのため、アクチンフィラメントは、新たな細胞へと若返る際に不可欠な細胞分裂にとって欠かせない線維であると考えられています。

はるか以前から細胞のなかに備わっていたのです。そして、アクチンフィラメントは常にミオシンと組み合わさることで全身の骨格筋へと進化し、効率のよい運動を司ったのです。

アクチンフィラメントは直径がわずか7nm（ナノメーター）しかなく、とても細いという特徴があります。これは、ほかの2種類と比較してはるかにたくさんのフィラメントを細胞に詰め込めることを意味します。しかも、アクチンフィラメントは成長ホルモンの「タンパク合成作用（タンパク同化作用：後述）」によって大量に増産することが可能です。そのため、細胞内部で束状や網目状に広がって内側から支え、細胞の若々しさの維持に欠かせない張りや強度を保っているのです。

また、体が若さを維持していくためには、劣化した細胞を常に捕らえ、いち早く切り捨てなければなりません。そうすることで、細胞分裂による新たな細胞への置き換えがスムーズに行えます。

同時に、分裂前の細胞を2倍ほどの大きさにまで成長させなければなりません。そうでないと細胞が二つに分裂して半分の大きさになった際に、元あった細胞と同じサイズになりません。そのため、成長ホルモン分泌によって細胞分裂の準備段階から迅速な成長が求められ、その結果が充分に増産されたアクチンフィラメントです。

収縮環

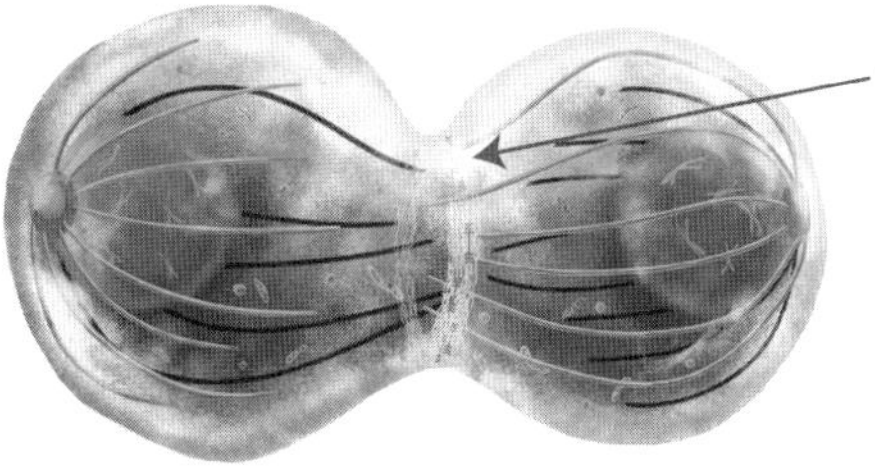

細胞分裂に際し、それぞれの染色体を二つに分配したあとは、新たに別々の細胞となるため分離しなければなりません。そこで分裂細胞のほぼ中心部に形成されるのが収縮環と呼ばれる構造体です。

収縮環は高密度の束となったアクチンフィラメントで形作られ、筋肉と同様にミオシン タンパクと架橋構造を作り、細胞を二つにくびり切るのに必要な動作を生じさせます。

加えて、アクチンフィラメントは、細胞分裂に際して重要な働きを担います。分裂によって細胞を二つに分ける際に、その中央部分にくびれを作って断ち切る動作です。こうした一連の役割を担うのは、アクチンフィラメントによって作られる「収縮環」という構造体です。収縮環は、アクチンフィラメントにミオシンが組み合わさってできた線維輪であり、その強靱な収縮力によって細胞を二つに分割するのです。

もし、このときに成長ホルモン分泌の減少によってアクチンフィラメントが増産できなかったらどうなるでしょう。

そのときは、細胞分裂に必須な収縮環の形成も困難になります。すると、新たな細胞に生まれ変わろうとして分裂を開始した細胞は、その動作を最後まで続けることができません。中断せざるを得ないのです。こうした細胞の多くは、時に不完全な劣化細胞（老化細胞）となって体内に居座ってしまいます。

細胞内輸送や染色体の分配を担う「微小管」

【微小管：Microtubule】

微小管というフィラメントの直径はおよそ25ｎｍ（ナノメーター）。３種類のなかで最も太いフィラメントで、中心部が空洞になった管のような構造です。これが細胞内部に備わった「中心体」というパーツから周囲に向かって放射状に広がるように形成されることで、小胞体やミトコンドリアといった細胞小器官の輸送網を作りだしています。また、こうした輸送網の存在は細胞小器官の絶え間ない移動を可能にし、細胞の新陳代謝を基礎から支えています。

微小管

細胞骨格の蛍光顕微鏡写真（細胞核周囲の線維は、ほとんどが微小管）

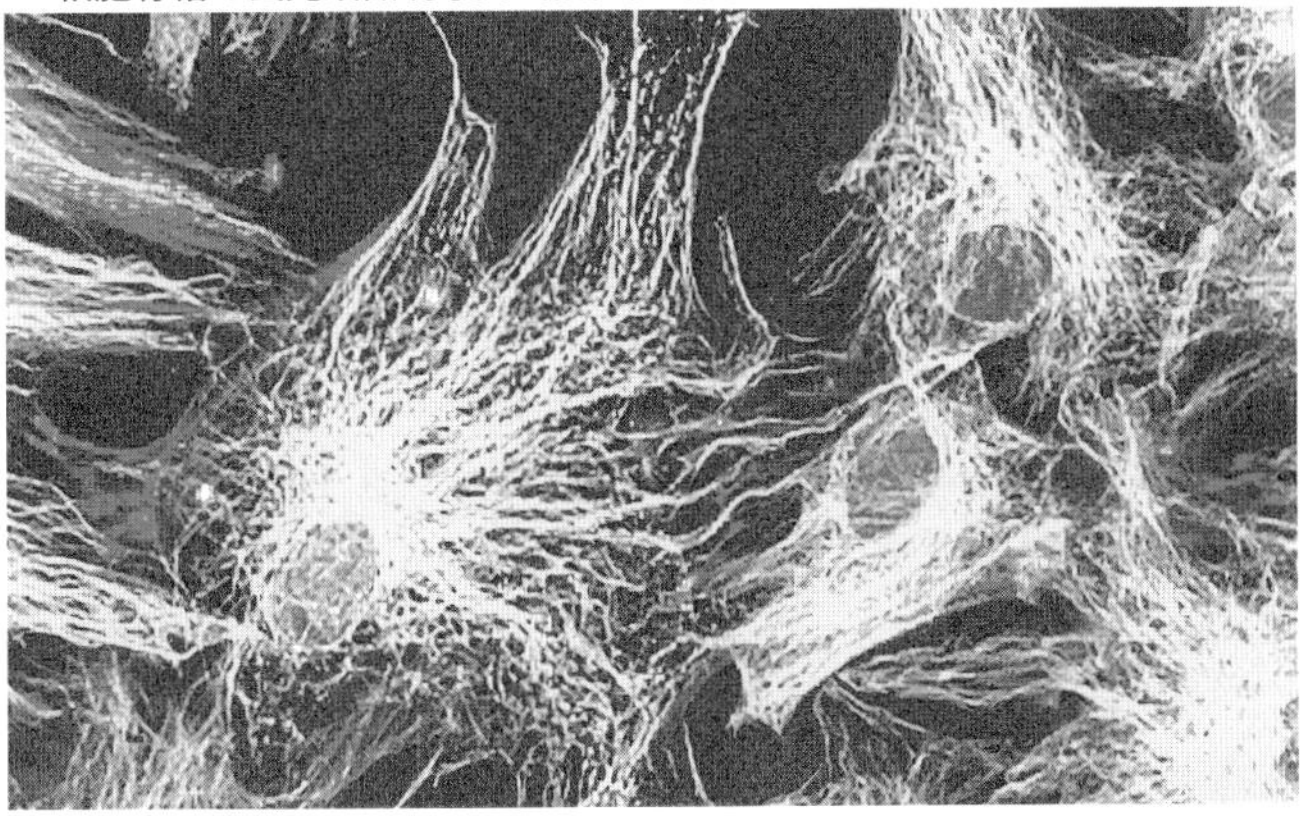

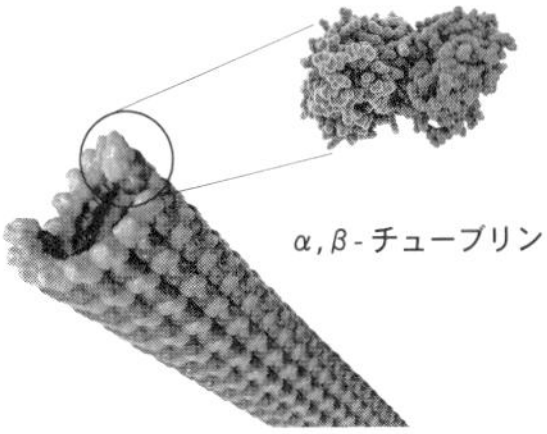

微小管の構造

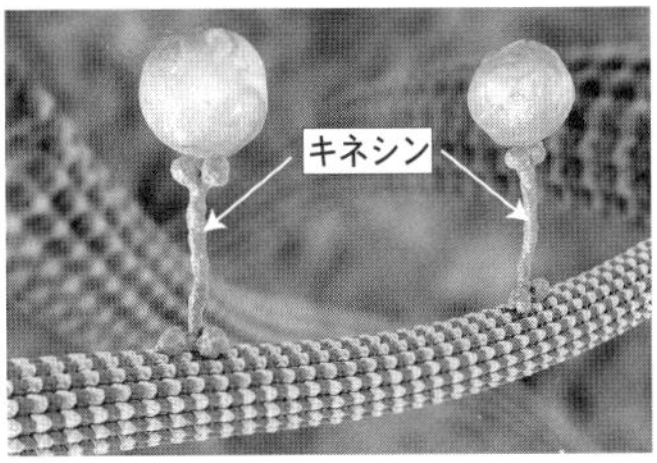

微小管上をキネシンというモーター タンパクに乗って移動する物質・細胞小器官

微小管の構造はチューブリンと呼ばれるタンパク質によって作られ、ほとんど常に分子モーターというタンパク質（キネシン、ダイニン）と協調して働いています。これによって細胞内部の物資輸送や「せん毛」「べん毛」といった尻尾のような構造体によって運動性を作りだします。

細胞骨格のなかで最も強度があり、細胞の構造的な支持体となっています。また、細胞分裂に際して染色体を分裂細胞の双方に引き寄せる役割も持っています。

そのため、微小管の形成不全は、ミトコンドリアなど細胞小器官の運動性を奪いかねません。それによってミトコンドリアの機能が低下すると、細胞分裂に必要なエネルギー供給が途絶え、細胞全体に大きな支障が生じます。さらに機能低下が進行すると、ついには老化細胞を効率よく破壊する仕組み「アポトーシス（後述）」機能も喪失してしまうのです。

微小管のもう一つの特徴は、運動能力を持った「キネシン」「ダイニン」と呼ばれる特殊なタンパク質（モータータンパク：motor protein）との連携です。

引っ張りに強い「中間径フィラメント」

【中間径フィラメント：Intermediate Filament】

中間径フィラメントの直径は、およそ10ｎｍ（ナノメーター）。３種類のフィラメントでは中間の太さです。

中間径フィラメントの構造は、長く連なったタンパク質の線維が互いにねじり合い、寄り合わさっています。そのため、細胞同士を引き伸ばそうとする外力に対抗しうる優れた

中間径フィラメント

隣接した細胞同士を結合するデスモゾーム部分

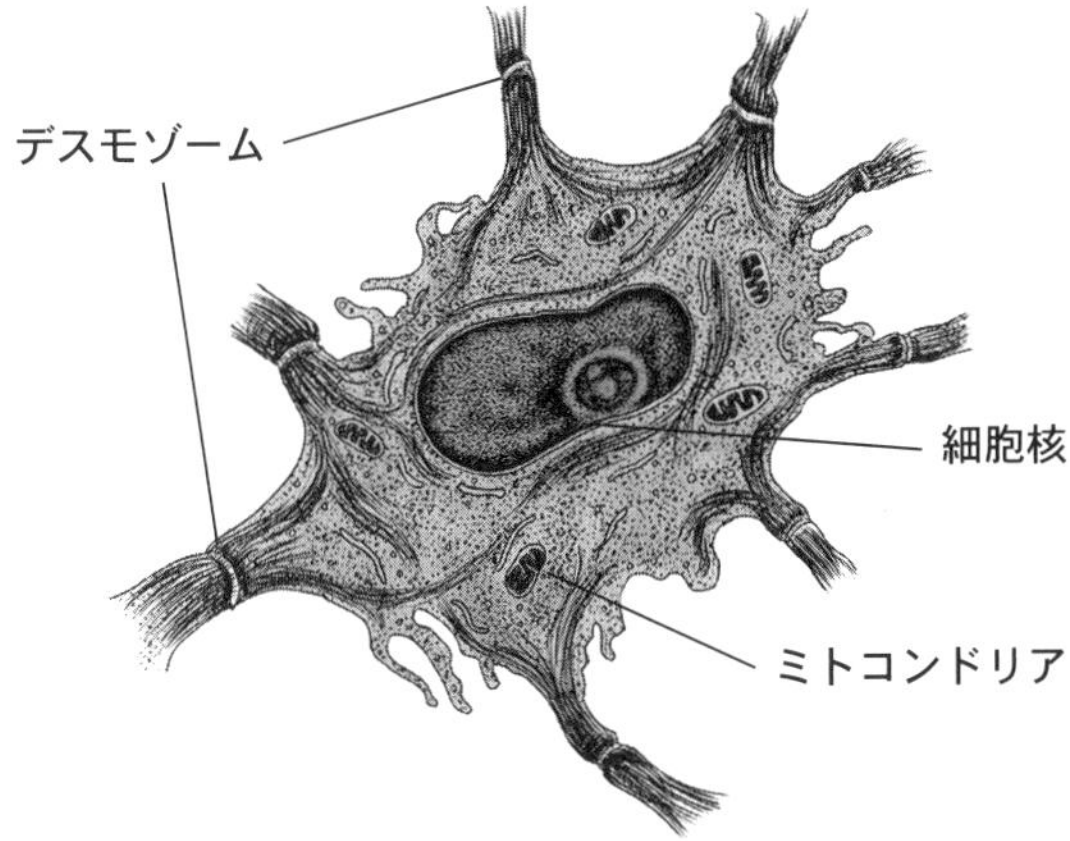

中間径フィラメントは長くねじれたロープ状を形成している。

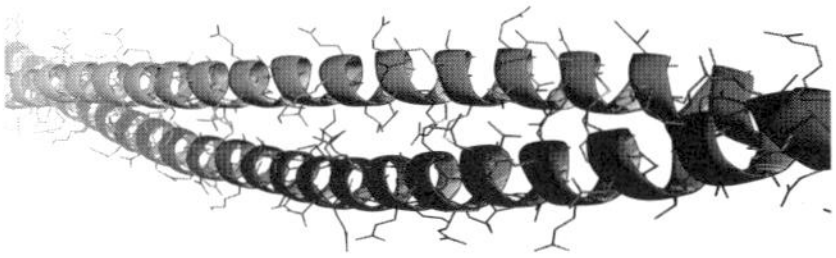

中間径フィラメントは対・張力耐性が強いという特徴によって外力から細胞を守る働きを担っています。また、細胞同士の結合の一つ、デスモゾームと呼ばれる細胞膜構造にも関わり、隣接する細胞同士の強力な接合力を生みだしています。

最も豊富な中間径フィラメントはケラチンとも呼ばれていて、主に上皮細胞に多く存在しています。私たちの爪や毛髪のケラチン、あるいは脱落間近で細胞核の消失した角質細胞なども、すべて中間径フィラメントによって作られたものです。

強度を持ち、力をうまく分散させることで細胞の破壊を防ぎます。さらに、細胞同士の連結部と緊密につながって接着性を高め、外界に対する〝皮膚バリア〟となっています。

こうした強靱な性質を持っているため、外力にさらされる細胞、たとえば皮膚や筋肉の細胞に多く含まれているという特徴があります。代表的な中間径フィラメントの一つ「ケラチン」は、手足などの分厚くなった皮膚（上皮細胞）や、皮膚細胞の一種である髪の毛や爪の成分として有名です。このことは、成長ホルモンによって作られる豊富な中間径フィラメントが、皮膚や髪の毛の成長維持に欠かせない構造体であることを示しています。

つまり、細胞機能はもちろん、細胞機能による若返りには「細胞骨格」という構造体と、それを構成する3種類のフィラメントが不可欠なのです。

細胞はダイナミックに「動いている」ことも理解しよう

細胞骨格は、まさに細胞を内部から支える骨組み。いくら細胞が丈夫な膜（細胞膜）に包まれていても、その構造を支える骨組み＝細胞骨格がなければ、生命活動はできません。

重要なことは、細胞骨格に機能障害が発生すると細胞自体の動き（運動性）に制限が生じ、細胞がその場から動けなくなってしまうことです。

細胞骨格が老化すれば細胞の張りや強度は失われ、しなびて全く役に立たなくなってしまいます。さらに、細胞内部の小器官、ミトコンドリアなどに影響が及ぶと、細胞が本来持っている運動機能も失われてしまいます。

この章では、細胞にはあらかじめ運動機能が備わっていて、常に「動いている」という事実を知ってもらう目的がありました。

「細胞も生きているのだから、多少動くのは当たり前だ」

そう反論する方がいるかもしれません。私ももちろん、生命活動に伴う微妙な動きだけを捉えて、「動いている」といっているのではありません。細胞自体、さらに、その内部の小器官が、体のなかで居場所をダイナミックに変えているという事実を、ぜひ知ってもらいたかったのです。

第5章

成長ホルモンが若返りに果たす役割

text by Richard Francis Walker

成長ホルモンと、成長ホルモン放出ホルモン

成長ホルモン（Growth Hormone）とは、脳の下面（底面）に飛びでた小さな臓器「脳下垂体」の前葉という部分で製造されて全身に分泌されるホルモンの一つです。このホルモンは、タンパク質の元になるアミノ酸が１９０個以上連なった形に合成され、必要に応じて脳下垂体から血液中に分泌されています。

「必要に応じて」と断りを入れたのは、けっして成長ホルモンが脳下垂体から無秩序に分泌されているわけではないからです。分泌に際しては、成長ホルモンの分泌を促す作用を持った「別のホルモン」も必要なのです。これが、脳下垂体の上位組織である脳の「視床下部」から放出される「成長ホルモン放出ホルモン（ＧＨＲＨ）」というホルモンです。そして、このホルモンによる「成長ホルモンを分泌せよ」というシグナル（指令）を受けて初めて、脳下垂体から成長ホルモンが分泌されるのです。

なぜ、このようなまわりくどい経過をたどらないと、成長ホルモンは分泌されないのでしょう。

成長ホルモンの構造

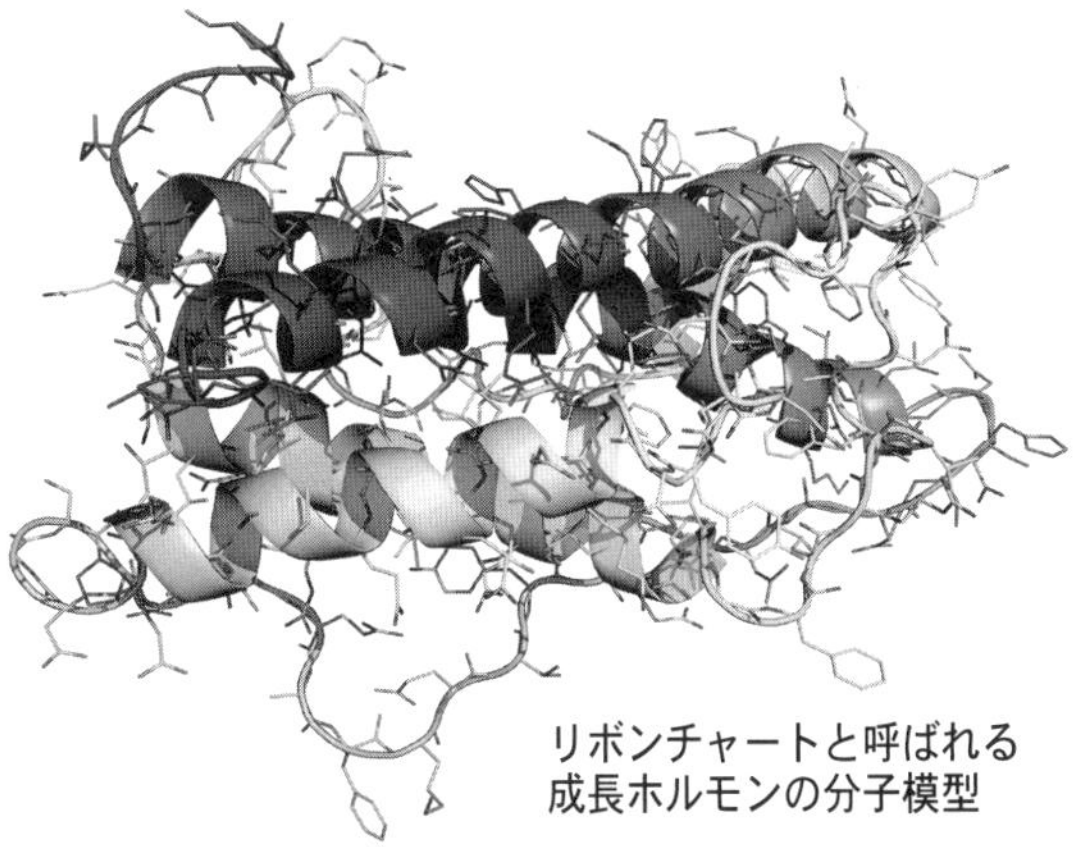

リボンチャートと呼ばれる
成長ホルモンの分子模型

成長ホルモンは脳の下垂体前葉という部分の分泌細胞から放出されるホルモンです。成長ホルモンは191個のアミノ酸が連なったタンパク質からなり、ヒトの成長や細胞の再生、身体機能の維持に密接に関わっています。

ところが、成長に関する作用と代謝コントロールの研究が進むにつれ、「単に体を大きく成長させる」という従来の概念に変化が現れました。

そして、食事で得たアミノ酸からタンパク質を合成するタンパク同化作用は、成長期以降になっても細胞の若返りに大きく関与することが知られるようになりました。

もう一つの脂肪異化作用は、体脂肪の燃焼を促進し、新たなエネルギーを作りだすこと。さらにその作用を用いた痩身効果も徐々に知られるようになりました。

それは、成長ホルモンが体の成長や細胞の再生など、生命の維持にとって欠かせない、極めて重要なホルモンだからです。重要なホルモンだからこそ、「その判断と分泌の指令はすべて脳の中枢部分が行う」という緻密な仕組みになっているのかもしれません。

成長ホルモンの若返り作用『セルアクチン効果』

成長ホルモンは標的となる組織、すなわち一つひとつの細胞に働きかけて、その名の通り成長を促す作用を持っています。代表的な作用は、体の成長や若返りに不可欠な「細胞分裂」に関与することと、体内においてタンパク質を合成する「タンパク同化」です。

ところが人々の注目は、普段の食事で摂取した栄養素からアミノ酸を得てタンパク質を合成して筋肉や骨の成長を促すという、私たちが生きる上で最も大切な化学反応であるタンパク同化作用ばかりに集まりました。

もちろん、成長ホルモンがたくましい筋肉を作ったり、骨や関節の成長させたり、身長を伸ばしたりする作用があることは間違いありません。

しかし、成長ホルモンの根本的な作用部位は細胞内部であり、そこに働きかけて成長や若返り効果を発揮している事実を忘れてはいけません。さらにいえば、成長ホルモンは細胞の内部の細胞骨格という構造体、そのなかでもアクチンフィラメントに作用し、前述のような「細胞分裂」の中心的役割を担うのです。

そこで私は、成長ホルモンによってなされる細胞骨格への強力な若返り作用を『セルアクチン効果（細胞＝Cell、アクチンタンパク＝actinによる造語）』と名づけました。成長ホルモンは、体の各部位の若返りや健康的な肉体作りが実現する『セルアクチン効果』を持っているのです。

忘れがちな成長ホルモンの「脂肪異化」作用

成長ホルモンにはもう一つの作用「脂肪異化」があります。余分な体脂肪を燃焼させ、効率よくエネルギーに変換することで、著しい減量効果を発揮します。

ところが、ここでも成長ホルモンという名称自体が誤解を生みだすもととなりました。

セルアクチン効果

若返りを維持する『セルアクチン効果』

成長ホルモン

↓

細胞骨格への作用

- タンパク同化作用による細胞の成長
- 細胞分裂に際して収縮環を形成
- 脂肪異化作用による脂肪の燃焼

直感的に「小児期や成長期だけに必要なホルモンである」と誤解されやすく、成長期以後の体型維持や、生命の維持にとっても重要なホルモンであるとの認識が薄れてしまったのです。

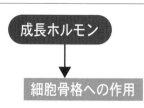

実際、20代以降、分泌量は大幅に減少していきますが、高齢者の健康維持にも成長ホルモンは欠かせません。成長ホルモンは細胞環境の維持や、微小なトラブルの修復に必要不可欠だからです。若返りだけではなく、高齢者の生活の質向上や、長寿に向けた健康維持に重要という認識に立たなければなりません。

ただ、成長ホルモン分泌は、なんの対処もせずにいると人生の半ばを待たずして急速に衰えてしまうこと。どなたも30歳を過ぎると、体を維持するために必要な最低限度の量しか分泌されなくなってしまうのです。

睡眠と若返りの密接な関係

私が若返り治療において成長ホルモンに求めることとは、タンパク同化作用を発揮し、「細胞分裂」を滞りなく進めてくれることです。

タンパク同化ができないなら、新たな細胞を作りだす細胞分裂もできず、『ネオエイジング治療』自体が成り立ちません。細胞骨格の3種類のフィラメント線維は、すべてタンパク質から作られているからです。また、骨格筋の線維（アクチン、ミオシンフィラメント）の発達にもタンパク同化は重要な役割を果たしています。

私が次に求めるのは、睡眠時の「成長ホルモンバースト」という現象です。成長ホルモンは、眠りが最も深いとされる初回の「ノンレム睡眠」に同期して脳下垂体から大量に放出（分泌）されます。

若返りに必須の細胞再生は、ほとんどが私たちの睡眠時に始まります。脳も体もすべての細胞が深い眠りにつき、静まりかえったノンレム睡眠時が、成長ホルモンによる細胞再生に絶好のタイミングなのです。そうしたタイミングは『ネオエイジング治療』による細胞の若返りにとって、またとないチャンスといえます。

合成した成長ホルモンと、ホルモン補充療法の問題点

ここでは、『ネオエイジング治療』が実施される以前に行われていた「成長ホルモン補充療法」について、振り返ってみることにしましょう。

自分自身の生理的な成長ホルモン分泌を促すアミノ酸ペプチド複合剤『GHRP―2』が開発されるまで、若返り治療には主として遺伝子組み換えによって製造された合成成長ホルモンの注射剤（のちにスプレー剤も追加）が用いられていました。成長ホルモン補充療法の開始当初はそれまでにない若返り方法として期待を集め、一時は成長ホルモンを〝若返りホルモン〟としてもてはやす傾向も高まったのです。

成長ホルモン バースト

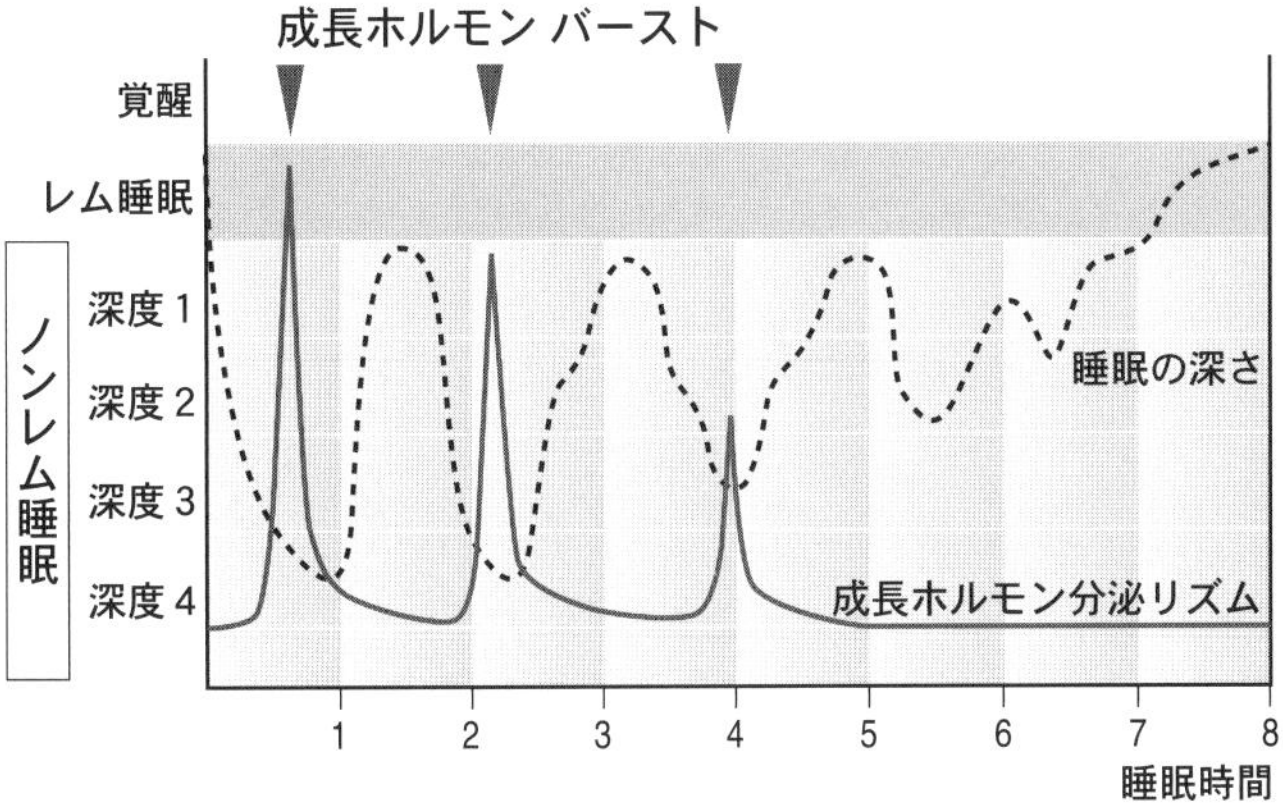

ところが、しばらくすると数々の副反応、副作用といった問題点が報告されるようになったのです。もちろん、補充療法に用いた成長ホルモンが遺伝子組み換えによる合成剤であるという先入観が含まれていたことは、否定はできません。しかし、高血糖や手足のむくみ、手首にある腱《けん》周囲の炎症などが多数報告されるようになると、副作用に関する警戒心が一気に高まりはじめたのです。

研究者らは、投与した高濃度の合成成長ホルモンが視床下部に到達すると、誤ったシグナルを脳下垂体に向けて発する点を問題視しました。

外部から合成成長ホルモンを投与する

と、視床下部にあるセンサーが生理的な成長ホルモン濃度と比較して「過剰だ」との判断を下します。すると、脳下垂体を取り仕切っている視床下部が、「成長ホルモンの分泌を停止せよ」との指令を発します。このような状態が長く続くと、生理的な成長ホルモン分泌を止められてしまった脳下垂体は次第に萎縮（退化）します。その結果、睡眠周期に応じた成長ホルモンバースト自体も消失してしまうのです（「ネガティブフィードバック現象」と呼びます）。

このような理由もあって、合成成長ホルモンを利用した若返り治療においては、必ず自分自身の脳下垂体で作られた生理的な成長ホルモンの分泌を低下させない〝技術〟が欠かせないのです。

さらに研究が進むと、睡眠中における自分自身の生理的な成長ホルモン分泌と、注射によって投与された合成成長ホルモン剤の投与タイミングに、大きなズレがあることがわかりました。成長ホルモンによる細胞再生を促すには、睡眠中に複数回訪れるノンレム睡眠に同期した、瞬間的なスパイク状のホルモン分泌が要求されます。にもかかわらず成長ホルモン補充療法は、本人による腹部注射やスプレー容器による口内噴射で、いくら就寝前のタイミングで投与したとしても、その効果はせいぜい20分から1時間程度。ノンレム睡眠に同期させることは非常に困難でした。

タイミングの問題以外にも、生理的な成長ホルモン濃度と、極力生理的な時期（睡眠前）を狙って投与したはずの合成成長ホルモン濃度に、大きな隔たりがあることがわかりました。そして、高濃度の合成・成長ホルモンが血液中に漂う結果、長期間の成長ホルモン過剰による副作用「ネガティブフィードバック現象」を促してしまったのです。

こうして成長ホルモン補充療法は徐々にネガティブな意見が増え、いまでは減少の一途をたどっています。

私が成長ホルモンの補充療法をやめた理由

私は成長ホルモンの研究にライフワークの大半を費やしてきました。過去には全米でエイジングケアを目的とした成長ホルモン補充療法を推し進め、関与した成長ホルモン補充療法の症例は多数あります。20年ほど前には日本で美容医療・エイジングケアを行っている医師らの招きにより、成長ホルモン補充療法の講演会や説明会を幾度となく開催しました。いま現在、日本で成長ホルモン補充療法を行っている医師のなかには、当時の講演会や説明会で熱心に勉強なさった方がいるはずです。

そんな私がいまなぜライフワークでもあった成長ホルモン補充療法を推奨せず、新たな若返り治療、すなわち『ネオエイジング治療』の解説を行っているのでしょう。

その答えは非常にシンプルなものです。

一つには、成長ホルモンの研究と、補充療法が普及するまでの長い期間において、その欠点が非常に明確になったこと。もう一つは、医学の進歩によって、合成成長ホルモン投与の効果をはるかにしのぐ、安全なアミノ酸ペプチド複合剤『ＧＨＲＰ―２』が使用できるようになったからです。

この項では、なぜ成長ホルモン補充療法が長続きしなかったのか、重複する点もあるかもしれませんが、あらためて私なりの経験と各種検討から説明してみようと思います。

①連日の自己注射という手間が嫌われた

成長ホルモン補充療法は、治療期間を通して連日の自己注射が避けられません。そうした手間が嫌われるのはきわめて自然な成り行きです。当時は口内にスプレー噴霧するタイプはまだ普及しておらず、必ず一日1回、お腹の皮膚をつまんで自己注射する以外に投与の方法がなかったのです。そもそも、自己注射という行為自体、好む人などいるはずもありません。

②投与量の調整が難しく、筋肉の成長ばかりが目立ってしまった

成長ホルモン補充療法を行うには、一日量を夜間にまとめて注射しなければなりません。夜間の注射を選んだのは、生理的な成長ホルモン分泌のピークに少しでも合わせる工夫です。

ところが、よく調べてみると、成長ホルモンは睡眠周期に合わせて脳下垂体から数度に分けて、特徴的なスパイク状に分泌されていたのです（成長ホルモンバースト）。一方の成長ホルモン補充療法では、たとえ低容量の製剤であったとしても、そのような生理的なタイミングは無視し、一度に全量を注射せざるを得ませんでした。すると、大きなボリュームを占める骨格筋がすべて使ってしまうのです。そして、骨格筋だけが発達し、当初の目的である若返り効果を得ることは困難でした。

③ネガティブ・フィードバックで効果が消失

成長ホルモン補充療法に用いる注射剤は、遺伝子組み換え技術によって製造されたものです。しかし、合成された成長ホルモン剤も、体内に入ると自分自身が分泌した成長ホルモンと「ほぼ同一のもの」と認識されます。つまり、一度に全量を投与すると血中濃度が上昇し、視床下部にある濃度センサーに容易に検知されてしまうのです。

すると、成長ホルモンの分泌を抑えるシグナルが視床下部から発せられ、自分自身の生理的な成長ホルモン分泌だけが著しく減ってしまうのです。ネガティブフィードバック現象です。

ネガティブフィードバック現象が発生すると、生理的な成長ホルモン分泌は消失し、血液中は一度に投与した大量の合成ホルモン剤だけになってしまいます。その結果、体の浮腫（むくみ）や手の指にしびれが出る手根管症候群など、さまざまな副作用が出ます。

また、成長ホルモン剤投与を中断すると、ネガティブフィードバック現象によって活動を休止していた脳下垂体に、突然の「成長ホルモン分泌不全」が生じる危険性も否定できません。

④十分な効果を得るには、月額1000ドル以上

自己注射によって投与する成長ホルモン剤は、低容量から高容量までさまざまな規格が揃っていました。もちろん、低容量から少しずつ投与しはじめるのですが、効果が自覚できる維持量に達するころには、ゆうに月額1000ドルを超えます。体重が70kg以上の人であれば投与量はさらに増加、それにともなって費用が高額化することが避けられませんでした。

ドーピング薬剤としての成長ホルモン剤

2017年、国際オリンピック委員会（IOC）は、組織的なドーピング疑惑が指摘されたロシア選手団のピョンチャン（韓国・平昌）冬季五輪参加を認めませんでした。遡れば1988年ソウル五輪の男子陸上100m走に出場したカナダのベン・ジョンソン選手など、多数のドーピング例が知られています。

ドーピングによく用いられる薬物としては、男性ホルモンと、成長ホルモンが挙げられま

す。これらの大量投与によって、自分自身の練習量を上回る筋肉の発達が可能になり、併せて余分な脂肪を効率よく燃焼してくれるからです。もちろん、そうした薬剤によって強化された肉体は、本人の実力以上の成果を発揮します。

そこで、いまではこうした薬剤すべてが世界アンチ・ドーピング規定、国際基準（The World Anti-Doping Code / INTERNATIONAL STANDARD）の禁止表国際基準（Prohibited List）に明記されるようになりました。

ちなみに、男性ホルモンは禁止物質（S1）。タンパク同化薬の1（タンパク同化男性化ステロイド薬「AAS」）の一つとして掲載されています。

一方、成長ホルモンは禁止物質（S2）。ペプチドホルモン、成長因子、関連物質および模倣物質の5（成長ホルモン「GH」およびその放出因子）の一つとして掲載されています。

なぜ、ドーピングの話題を出したかというと、若返りを目的とする『ネオエイジング治療』において使用するアミノ酸ペプチド複合剤『GHRP―2』も、こうした国際ルール・薬物分類に抵触してしまうからです。

もちろん、若返りを目的とした『ネオエイジング治療』では、合成成長ホルモンの投与は

ドーピング規定

世界アンチ・ドーピング規程

国際基準

The World Anti-Doping Code

INTERNATIONAL
STANDARD

禁止表国際基準

Prohibited List

2017 年 1 月

WORLD
ANTI-DOPING
AGENCY
play true

内部より抜粋

5. 成長ホルモン(GH)およびその放出因子には以下の物質が含まれる：

- 成長ホルモン放出ホルモン(GHRH)およびその類似物質[CJC-1295、セルモレリン、テサモレリン等]；
- 成長ホルモン分泌促進物質(GHS) [グレリン、グレリン模倣物質（アナモレリン、イパモレリン等）等]；
- 成長ホルモン放出ペプチド(GHRPs) [アレキサモレリン、GHRP-6、ヘキサレリン、プラルモレリン(GHRP-2)等]

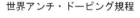

一切行っておりません。それでも規制の対象になってしまうのは、医学的効果があるからでしょう。実際に細胞の再生を促す効果がある以上、スポーツ・競技などの分野で規制・禁止されるのはやむを得ないことです。たとえ、医師の指示に従って服用する限りほとんど副作用のない極めて安全な成分であっても、です。

こうした実情により、日本はもとより全世界において各種の競技会・試合などに参加するスポーツ選手は一切『ネオエイジング治療』を試すことができないことは、ぜひ知っておいてください。

第6章

ミトコンドリアを元気にする

生命維持にも深く関わるミトコンドリア

ミトコンドリアは「細胞小器官」とも呼ばれ、私たちの体にあるほとんどの細胞に備わっている重要な内部パーツの一つです。

ミトコンドリアの一番重要な働きは、私たちが日々の食事で得る栄養素から生命の維持に不可欠なエネルギー物質ATP（アデノシン三リン酸）を生みだすことです。

普段は意識しませんが、私たちが呼吸によって酸素を取り入れ、さまざまな活動が行えること、あるいは生まれてから死に至るまで、細胞の若返りや機能維持ができるのも、ミトコンドリアがATPを生みだしているからです。この働きを担うのが、ミトコンドリア内部にある「呼吸鎖」という仕組みです。

一方で、ミトコンドリアの機能障害は体にとって好ましくない「活性酸素種（フリーラジカル）」を発生させます。ミトコンドリア内部の「酸化損傷」は、私たちの細胞に致命的な老化性変化をもたらしたり、がんの発病を招いたりする恐れがあります。このような危険な状況に陥るきっかけは、ミトコンドリアの機能異常によって生じる「電子リーク」で

細胞小器官 ミトコンドリア

長軸方向にミトコンドリアを
切り開いた状態のCGイメージ

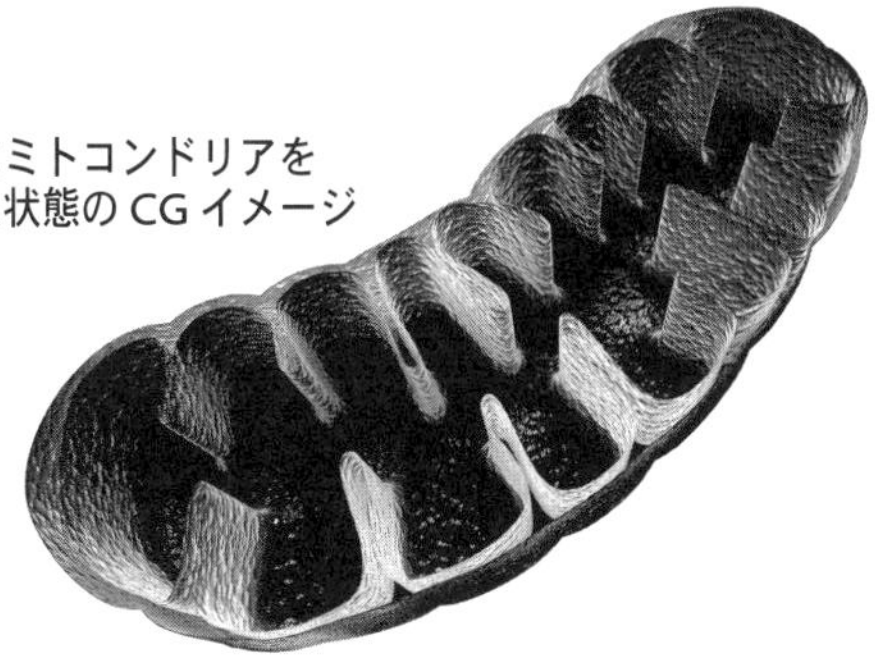

ミトコンドリアという名前を聞くと昔、理科の授業で習った「ゾウリムシみたいな形をしたもの」を思いだす人もいるでしょう。

ミトコンドリアは細胞小器官ともいい、私たちの体にあるほとんどの細胞に備わった小さなパーツ(部品)です。ミトコンドリアの重要な働きは、食事で得た栄養素と酸素を原料にして膨大なエネルギーを生みだすことです。

普段は特に意識もしませんが、当たり前のように呼吸をし、体を自由に動かすといった活動に必要なエネルギーの大半をミトコンドリアが生みだしているのです。

その一方で、ミトコンドリアは私たちの体調不良の原因にもなる「酸化」と、その原因物質である「活性酸素」の発生にも深く関わっています。時にこの活性酸素が細胞に悪影響を及ぼし、その障害が人に致命傷を与えることもあります。

そのため、若返りを細胞レベルから考えるなら、ミトコンドリア機能の維持と改善は避けて通れない重要なポイントになります。

ミトコンドリアの呼吸鎖

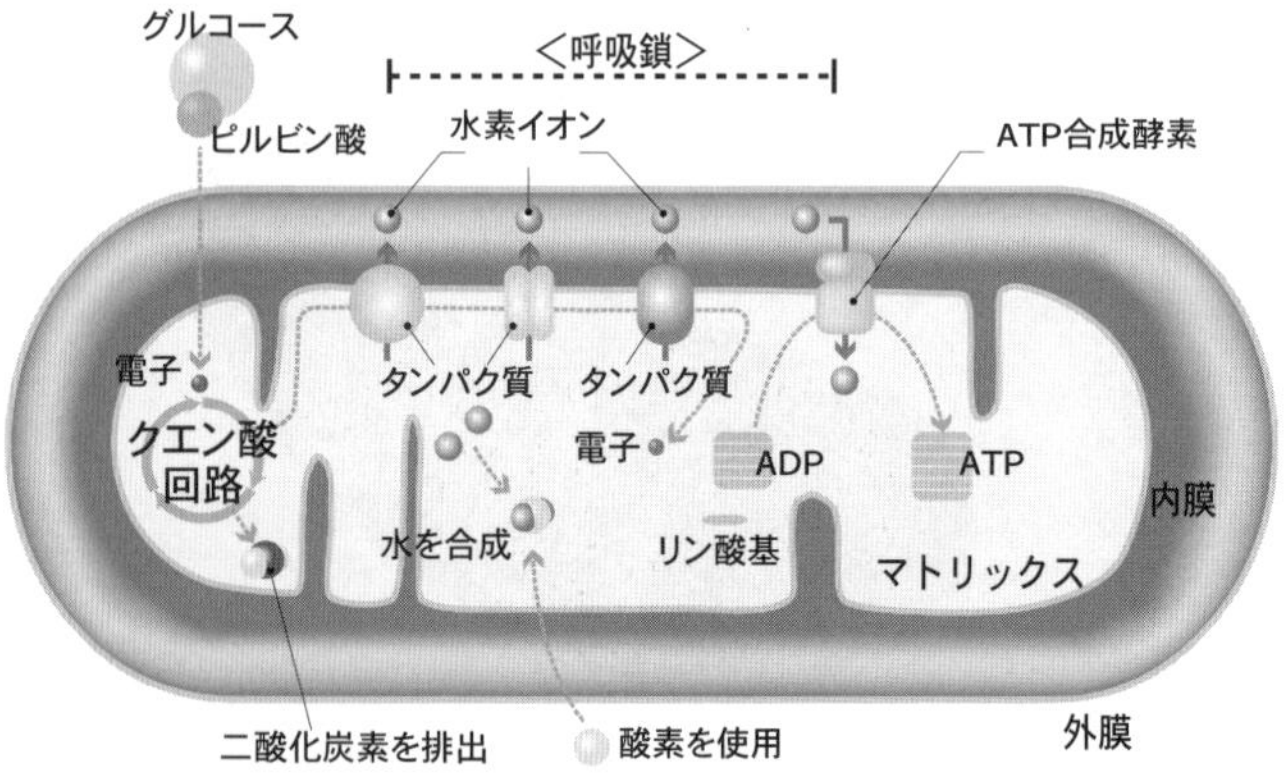

食事によって得られたブドウ糖は、「解糖」という化学反応によってピルビン酸と呼ばれる物質に変化し、ミトコンドリアに取り込まれます。するとマトリックスと呼ばれるミトコンドリア内膜の内側に運ばれて、クエン酸回路という反応経路で処理を受けます。

このクエン酸回路で二酸化炭素が分離され、残った電子（e-）は、ミトコンドリア内膜に多数存在している「呼吸鎖」という装置のなかを移動してエネルギーを生みだしはじめます。さらに、このようにして生じたエネルギーによってミトコンドリア内膜内にある水素イオンが内膜外（膜間腔というスペース）にくみ出されていくのです。

こうして、次第に水素イオンが膜間腔に蓄積すると、再びATP合成酵素という仕組みのなかを通過して内膜側に水素イオンが戻ってくることになります。そして、ついにATP合成酵素を通過する水素イオンの作用によって次々と生体エネルギー物質（アデノシン三リン酸：ATP）が作りだされるのです。

これら一連のエネルギーを生みだす連鎖（チェーン）が、呼吸鎖と呼ばれるミトコンドリア内部の重要な仕組みです。

呼吸鎖の電子リーク

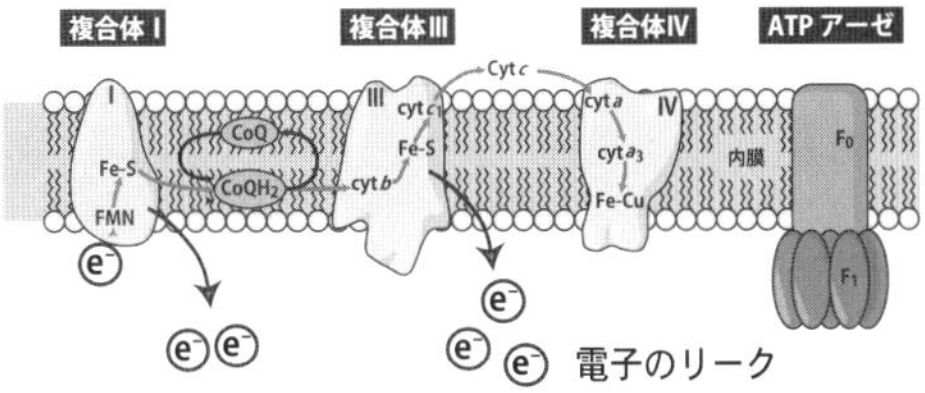

呼吸鎖のなかの複合体Ⅰから Ⅲ、Ⅳへと電子が流れることによって、生命活動に必要なエネルギー物質（ATP）が生みだされることを説明しました。ところが、このようなエネルギー産生のメカニズムも、時に生命活動を妨げる酸化現象の原因となってしまうことが少なくありません。

それがミトコンドリア内部の「電子のリーク（漏電）」と呼ばれる現象です。本来、電子はミトコンドリア内膜をスムーズに流れなければなりませんが、電子が内膜側に漏れでてしまうと、ミトコンドリア内部に大量の活性酸素が発生してしまうのです。このような状況を防ぐには、日頃からのミトコンドリア機能維持が非常に重要となってきます。

す。

話は変わりますが、私たちの細胞には細胞核が備わり、そのなかには遺伝情報や細胞の働きを指示するＤＮＡという物質が詰め込まれています。そして、細胞核を取り囲む数百～数千ものミトコンドリアの一つひとつにもＤＮＡが存在しています。

当たり前の認識として、ヒトである私たちの細胞には「ヒト固有のＤＮＡ」だけが備わっているものと思っていたことでしょう。しかし、事実は全く異なります。

電子顕微鏡などを用いて一つひ

とつの細胞内部を調べてみると、細胞核にはヒトDNAがひと組ずつ備わっているのが確認でき、その細胞核の周辺で動き回るミトコンドリアの内部にも、ヒトDNAとは全く異なる丸いリング状の形をしたミトコンドリア独自のDNAが備わっているのがわかるのです。数で比較したなら、もはや自分がヒトなのか、あるいはヒトに寄生したミトコンドリアによって作られた生物なのか、わかりません。

こうしたミトコンドリアDNAを調べてみると、由来は太古の昔、ヒトという生命体が誕生してしばらくしたころの時代で、そのころに生きていたヒト祖先の体に、アルファ・プロテオ細菌というバクテリアが外部から持ち込んだDNAの名残だったのです。つまり、元祖ヒトという生物は、ミトコンドリアという別の生命体（アルファ・プロテオ細菌というバクテリア）と合体して生まれ変わり、「いま現在のヒト」へと進化を遂げたものだったのです。

このような複雑な成り立ちによって、ヒトはミトコンドリアが持っていたある性質を獲得することになりました。それは従来、元祖ヒトという生物が持ち合わせていなかった「酸素を用いて膨大なエネルギーを作りだす」という能力だったのです。

ミトコンドリアDNA

DNAの模式図

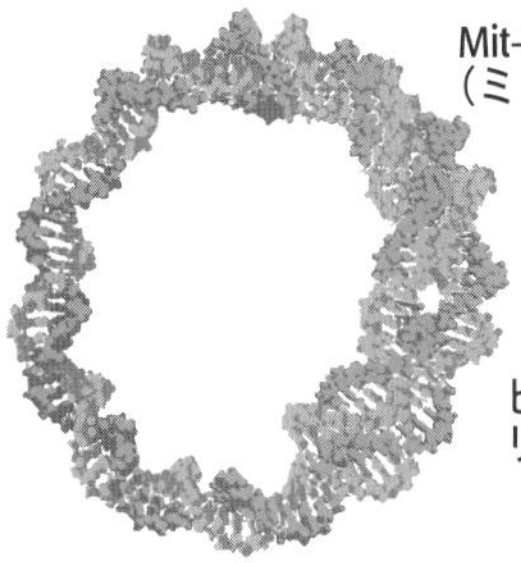

Mit-DNA
（ミトコンドリアDNA）

ヒトDNAとは異なり、
リング状を呈している。

Mit-DNA の遺伝子マップ

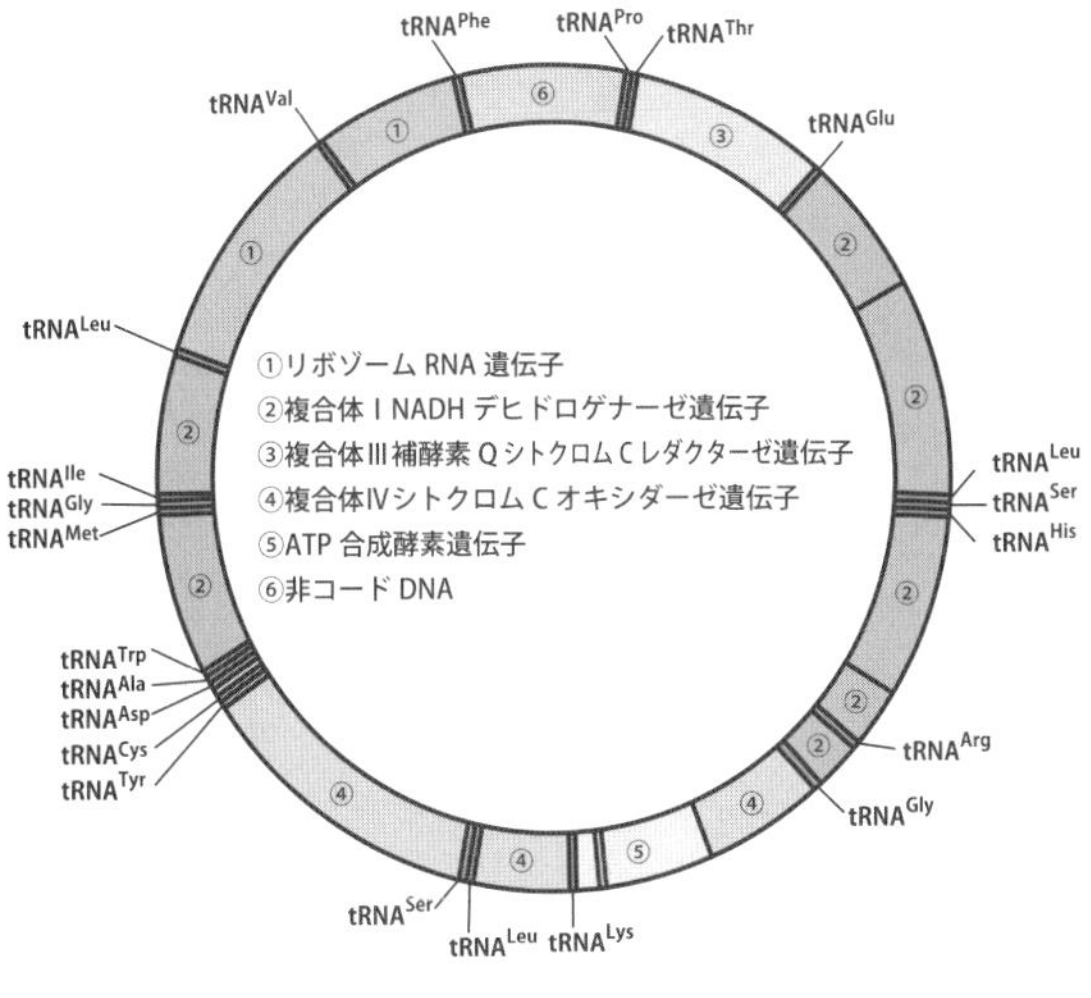

ネオエイジング治療にはミトコンドリアの活躍が不可欠

ヒトと共存することになったミトコンドリアには、私たちが健康に過ごすうえで欠かせない役割があてがわれました。それは、①私たちの生活に必要な生体エネルギーを生みだすということと、②体にとって好ましくない異常な細胞やウイルスなどの異物を迅速に取り除くという二つの役割です。

この項ではミトコンドリアの「エネルギーを生みだす」という役割を紹介します。

前章で、細胞骨格の形成には成長ホルモンの作用が不可欠であること、細胞の若さを維持するためには細胞分裂の繰り返しによって新たな細胞へとリセットしなければならないことを説明しました。

こうした生命反応が細胞において円滑に行われるには、必ずなんらかのエネルギー物質が必要です。こうした生命活動を維持するエネルギー源となるのが、ミトコンドリアの内部で生産される生体エネルギー物質「ＡＴＰ」です（ＡＴＰのほとんどは、細胞内部の〝エネルギー製造工場〟の役目を持ったミトコンドリアによって生みだされます）。

ここでよく考えてみましょう。一つひとつの細胞に充分な成長を促すには、成長ホルモンの持続的な分泌が不可欠です。しかし、成長ホルモンを作りだす「分泌細胞」自体も、ＡＴＰがないと内分泌活動が続けられません。さらにいうと、細胞の若返りと維持に不可欠な細胞骨格を作りだすにもＡＴＰが必要です。当然、細胞骨格の活動によってなされる細胞分裂にも、常に大量のＡＴＰが必要になります。私たちの生命維持に不可欠なエネルギー物質であるＡＴＰを生産しつづけるために、ミトコンドリアの機能維持は不可欠なのです。

ミトコンドリアは異常を生じた細胞を迅速に取り除く

次に、好ましくない異常な細胞、すなわち本書の意図としては「老化して不要になった細胞」を速やかに排除するミトコンドリアの役割について説明しましょう。

細胞は、部位によって異なる寿命を持っています。細胞分裂によって生みだされた新しい細胞も、数日、数週を経過すれば、あらかじめ決められた寿命に近づいた老化細胞です。

細胞が老化しはじめると、前章で述べたようにフィラメント線維にも老化性の変化が現れます。

たとえば、アクチンフィラメントに老化が訪れると、劣化とともに量が減少します。その結果、細胞自体の張りやしなやかさが失われ、運動機能自体が低下してしまいます。分裂中の細胞を二つに切断する収縮環の形成不全が生じると、新たな細胞分裂さえ停止しかねません。

中間径フィラメントに老化が訪れると、細胞の引っ張り強度が減少します。そうなると、細胞は外力によって容易に破壊されやすくなり、新たなトラブル要因になってしまいます。たとえば、代表的な中間径フィラメントの一つ、ケラチンが劣化してしまうと、皮膚や髪の毛、爪などの形成不全を招きます。もし、自身の爪を見て表面の縦筋が増えていたり、あるいは髪の毛が減って細く柔らかな質に変化していたなら、あなたの細胞骨格はすでに老化しつつあるわけです。

微小管と呼ばれるフィラメントに老化が始まると、それに沿って細胞内部を移動するミトコンドリアなどの細胞小器官にも機能障害が現れます。さらに、フィラメントと一緒になって運動性を発揮する「キネシン」や「ダイニン」といった「モータータンパク」との連携が失われると、細胞機能がそろそろ終わりに近づきつつある証です。

それでは、こうした細胞骨格の老化、ひいては細胞の老化した状態をそのまま放置しておくと、どうなるでしょうか。

繰り返しになりますが、肌に生じるしみや小ジワといった、見た目にも自覚しやすい老化性の変化から考えてみましょう。

もし、こうした老化細胞をなんら対策を講じずに放置したなら、やがて細胞分裂は停止、そのままそこに留まってしまいます。そうなると肌は二度と新しい細胞に生まれ変わることができず、老人に特徴的な、硬化した深いシワで覆われた肌へと変化してしまうのです。

では、筋肉や骨の細胞に老化が現れはじめたとき、そのまま放置したならどうでしょう。

その場合も、筋萎縮や筋力低下、さらには骨の弱体化などによって、見るからに老人そのものといった体つきになります。

ひどいケースでは、長時間放置された老化細胞に環境中の悪化物質や紫外線などの影響が加わり、ＤＮＡに突然変異が生じ、発がんにもつながりかねません。もちろん、こうした老化細胞のすべてが発がんには至らないとしても、若返りに必要な細胞分裂の余力は永久に失われます。

このようなときにミトコンドリアが「アポトーシス（次項で解説）」という仕組みを発令し、そうした老化細胞を体内から排除するのです。

アポトーシスとは「プログラム細胞死」

細胞の老化を防ぎ、健全な体を維持するためにはアポトーシスが欠かせません。ここで、あらためてアポトーシスについて紹介しましょう。

私たちヒトは、ミトコンドリアが産生するＡＴＰというエネルギー物質を使って細胞のメンテナンスをしています。老化して機能の衰えた細胞や、なんらかの原因によって傷ついた細胞、あるいは突然変異によってがん化した細胞などを速やかに排除し、常に若い状態にしておかなければならないのです。

そうした要求に応えるために、ミトコンドリアＤＮＡにはアポトーシスと呼ばれる非常に精密な「細胞の除去手段」が用意されています。アポトーシスの特徴は、不要な細胞を除去する際に、周囲の細胞にはなんら影響も及ぼさない点です。不要になった細胞だけを

アポトーシス

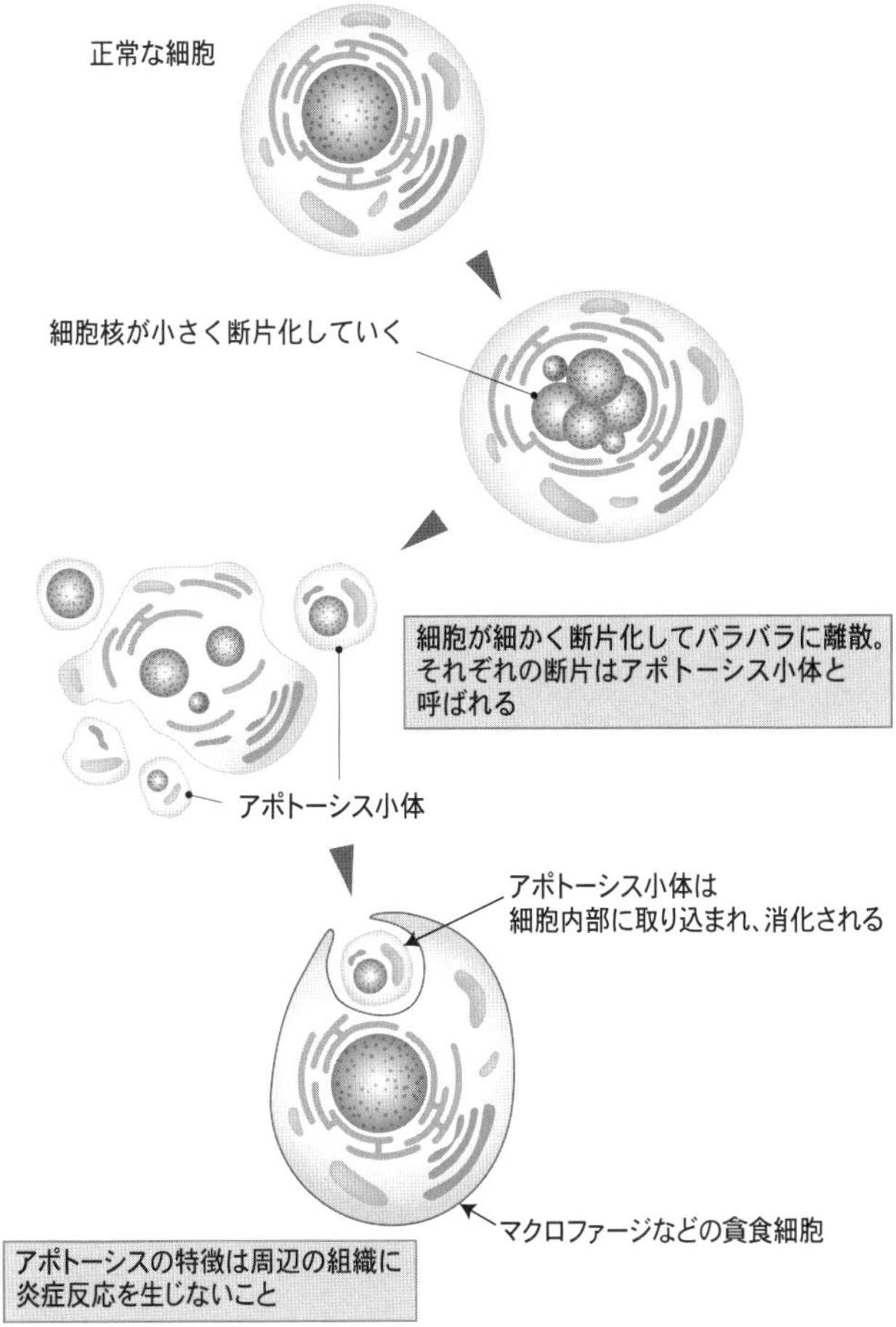
正常な細胞
細胞核が小さく断片化していく
細胞が細かく断片化してバラバラに離散。
それぞれの断片はアポトーシス小体と
呼ばれる
アポトーシス小体
アポトーシス小体は
細胞内部に取り込まれ、消化される
マクロファージなどの貪食細胞
アポトーシスの特徴は周辺の組織に
炎症反応を生じないこと

ひっそりと消滅させ、痕跡は一切残さないのです。

〝細胞の自殺〟にもたとえられる細胞死・アポトーシスは、綿密に組まれたプログラム通りに実行されるため「プログラム細胞死」とも呼ばれています。もし、いまミトコンドリアが〝棲んでいる〟細胞に、老化やなんらかの異常が生じたら、アポトーシスの発令によって〝自爆〟して迅速に排除されるでしょう。しかも、炎症などによる細胞死とは異なり、プログラム細胞死した細胞の周囲にはなに一つ悪影響は残りません。

理想的な細胞死を引き起こすアポトーシスですが、実行にあたってはＡＴＰが欠かせません。そのため、ミトコンドリアは事前にＡＴＰを充分に産生し、そのうえでアポトーシスの発令によって細胞もろとも消え去ります。

では、ミトコンドリアはどのような指示伝達によってアポトーシスを発令するのでしょうか。

以前から、アポトーシスは細胞損傷がきっかけとなって生じるものだと考えられてきました。そして、多くの研究者による検討を経て、ミトコンドリア内部で作られたある種のタンパク質がアポトーシスに深く関与していることが突き止められました。

アポトーシスは、細胞に機能障害が生じ、修復困難だと判断された場合に発令されるプログラムによって始まります。いったんアポトーシスの指令が下ると、その細胞内に棲んでいるミトコンドリアは自身の内膜に穴を開け、「シトクロムC」というタンパク質を「膜間腔」というスペースに放出します。すると次に、細胞を切り刻む役割を持った「カスパーゼ」というタンパク質が活動しはじめ、細胞を作りあげているあらゆるタンパク質をバラバラに切り刻んでいくのです。

老化とは頻繁なアポトーシスの増加と体細胞数の減少

老化性の変化は、細胞内部に活性酸素種（フリーラジカル）という酸化物質を蓄積させ、数々の機能障害を生みます。活性酸素種の影響がミトコンドリア内膜を作っている「脂質膜」に及ぶと、シトクロムCが放出されます。

このように細胞の老化は、それに伴う機能障害によるなんらかの酸化損傷が避けられません。そして、細胞内部のミトコンドリアがその悪影響を感知すると淡々とアポトーシスを発令し、老化細胞はミトコンドリアもろとも体内から排除されていきます。

そうした反応の一方で、ミトコンドリアは成長ホルモンと常に連携しなければなりません。若返りに際して必須の細胞分裂と、各種フィラメント類の需要増加に対応する必要があるからです。さもないと、アポトーシスによって消し去った細胞数に見合う新たな細胞の供給が満たせません。高齢になると体が小さくなる現象は、老化によるアポトーシスが増加する裏で、新たな細胞の供給が滞ることで生じる「体細胞数の減少」が原因だからです。

なお、細胞老化がミトコンドリアに悪影響を及ぼすと、アポトーシス自体の発令が困難になり、老化細胞の除去ができなくなることもあります。こうした現象のほとんどは、老化によってミトコンドリア自身が新たに生まれ変わるためのターンオーバーができなくなってしまうことが原因です。つまり、ミトコンドリア自身の老化を改善しなければ、異常な細胞増殖を特徴とするがんの発生にもつながりかねないのです。

若返り治療に必須のミトコンドリア機能を再生

若返りを目的とした『ネオエイジング治療』において、私がミトコンドリアに期待する第一の作用は、生体エネルギー物質ATP（アデノシン三リン酸）の充分な産生です。充分量のATPをエネルギー源として用い、健全な細胞分裂を継続させない限り、細胞の若返りは期待できません。なぜならATPの不足は、若返りに不可欠な細胞分裂を中途で停止させてしまうかもしれないからです。

しかし、充分なエネルギー供給を担うには、ミトコンドリアの機能も正常でなければなりません。細胞分裂に伴う消費エネルギーの増加に対応するには、ミトコンドリア自体の増殖（増やすこと）と、より一層の活発化が不可欠なのです。そのためミトコンドリアは、細胞の内部で絶え間なく運動し、自身の機能やエネルギー輸送能力を向上させることでターンオーバーを繰り返しているのです。

さらに付け足すと、ミトコンドリアの運動性は細胞骨格の一つ、微小管の影響を最も受けています。微小管の形成が不十分だと、それに沿って細胞内を移動することで活発化するミトコンドリアの性質は活かせません。

このように、充分な移動性の確保が、ミトコンドリアの機能と内部環境の維持には必要です。それによってミトコンドリア自身の老化の改善と、ATP産生量の増加によって、若返りが実現する条件が満たされていくのです。

私がミトコンドリアに期待する第二の作用は、的確なアポトーシスの発令です。ここで重要なのは、修復困難な老化性の変化が現れてしまった細胞は早々と見切りをつけて、アポトーシスという仕組みによって排除することです。なぜなら、老化に伴って細胞に蓄積する炎症性老化因子ＳＡＳＰ（Senescence-Associated Secretory Phenotype）が影響するからです。近年、細胞の老化によって蓄積しがちな炎症性老化因子が、周辺の健全な細胞にも老化性の変化を波及させることが知られるようになったのです。また、ＳＡＳＰの蓄積した細胞は、炎症に伴う酸化性の変性によって、ＤＮＡ末端にあるテロメア機能にも劣化を生じさせ、ひどいと細胞分裂を永久に停止させてしまうのです。

こうしたＳＡＳＰを蓄積した細胞は、「腐ったミカン」にたとえられます。そして、老化の促進という悪循環に陥る前の早期排除が重要であるとの認識が、浸透しはじめているです。

第7章

老化と若返りの鍵をテロメアが握っている

テロメアは細胞分裂の回数券

テロメアは、染色体の両端に備わった特徴的な配列を持つＤＮＡ構造の名称です。染色体同士がくっついたりしないよう常に保護する役割が知られていました。

そうしたなかで、オーストラリア出身の生物学者エリザベス・Ｈ・ブラックバーン博士（Elizabeth H. Blackburn）らの研究によってテロメア末端のＤＮＡ構造が解明されると、新たな役割が次々に発見されました。

なかでも特徴的な発見は、細胞分裂のたびにテロメア部分が短くなり、その長さが一定の水準を下回ると細胞分裂が停止するという仕組みです。テロメアが細胞分裂を常に監視し、分裂回数の上限を50～60回に制限している事実も明らかとなりました。いわば、テロメアが細胞分裂の「回数券」として働いていることを突き止めたのです。

もう少しわかりやすく説明してみましょう。

私たちの体を作っている細胞には、老化という現象が日々休む間もなく訪れます。老化を迎えた細胞は、自身の内部をシャッフルし、細胞分裂によって新たな細胞へ生まれ変わ

染色体にあるテロメア

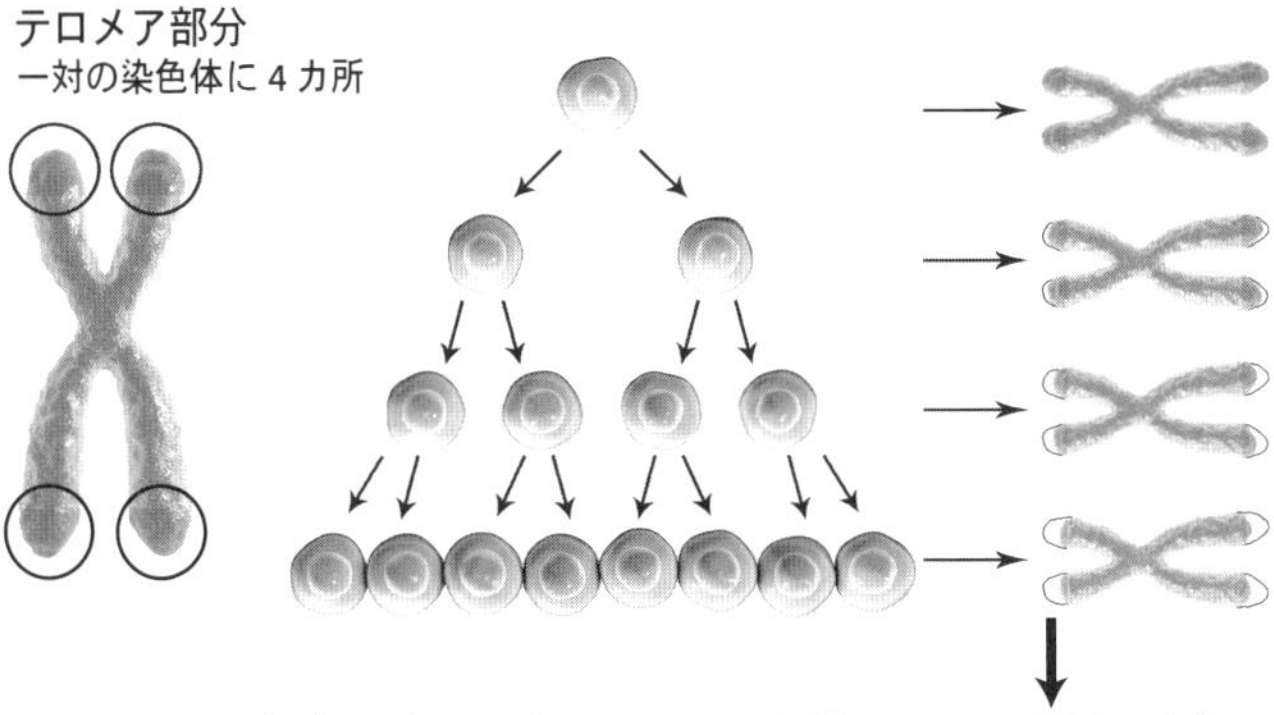

細胞分裂のたびに、テロメア部分のDNAは短縮します。

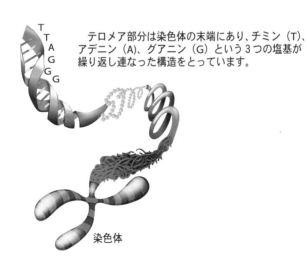

テロメア部分は染色体の末端にあり、チミン（T)、アデニン（A)、グアニン（G）という3つの塩基が繰り返し連なった構造をとっています。

らなければ生き延びられません。

ところが、一つの細胞が一生のうちで分裂できる回数には制限があったのです。それがテロメアの働きで、細胞分裂のたびに短くなるDNA末端の長さを監視し、あらかじめ決められた回数を超えないよう調整しているのです。

こうしたテロメアの働きを推測すると、理想的な環境で到達できる〝理論寿命〟は、およそ100～120歳だと考えられるようになりました。実際には、ここまでの長寿を成し遂げられる人はほんの一握りに過ぎません。なぜなら、ほとんどの細胞が制限された分裂回数を使い切ることなく老化してしまい、結果として理論寿命の70～80％程度の平均寿命に留まってしまうからです。

本章では、こうした細胞の分裂回数を管理しているテロメアの機能の理解から始めます。そのうえで、それぞれの細胞が分裂の余力を残したまま、中途で若返りを停止してしまうという「老化原因」にも話を進めていきます。

そのためには、まず細胞全体を眺め、そのほぼ中心部に位置する一番大きくて目立つ重要なパーツ、細胞核を見つけなければなりません。そして、目当ての細胞核が見つかったなら、さらにその奥深くまで観察を続けてみましょう。

細胞核にはDNAが詰め込まれている

前章で、私たちの細胞には細胞核という重要なパーツが備わっていること。加えて、細胞核のなかには遺伝情報や細胞の振る舞いを指示するヒトDNAが詰め込まれていることを説明しました。この章でお話しするテロメアもまた、DNA末端の一部として細胞核に詰め込まれています。

では、ヒトDNAを知るために、一般的な光学顕微鏡をのぞき込んで分裂中の細胞を見つけるところから始めましょう。運よく分裂中の細胞を見つけられたなら、その細胞核のなかから染色体と呼ばれる小さなパーツを見つけだします。こうして目当ての染色体を見つけてしまえば、今度は電子顕微鏡によって倍率を拡大し、より精細な内部の観察に進んでいきます。

電子顕微鏡を用いて観察を始めると、いままで見ていた細胞内部の光景が一変します。光学顕微鏡でも見えていた染色体が、実は二重らせん構造を持ったひも状のヒトDNAが細かく折りたたまれているものだったことにも気がつくことでしょう。

細胞核の内部に備わった染色体やDNAといった構造は、いつも観察できるわけではありません。細胞分裂によってちょうど生まれ変わろうとしている細胞に遭遇しないと、ヒトDNAが寄り集まってできた染色体を見つけることはできないのです。そのため、いくつもの細胞を観察し、細胞分裂のさなかにある細胞を見つけたときに初めて、染色体やヒトDNAの観察ができるのです。

テロメアはそれぞれの細胞に「92カ所」存在する

染色体の一本一本は、特徴的な二重らせん構造によってひも状になったヒトDNAが折りたたまれてでき上がったものです。ここからは、そうした染色体を注意深くほぐし、ひも状のヒトDNAを取りだしたものと仮定して説明を続けます。

取りだされたひも状のヒトDNAは、アデニン（A）、グアニン（G）、シトシン（C）、チミン（T）という4つの「塩基物質」が、さまざまな順序で連なってできた構造体になっています。

23対の染色体

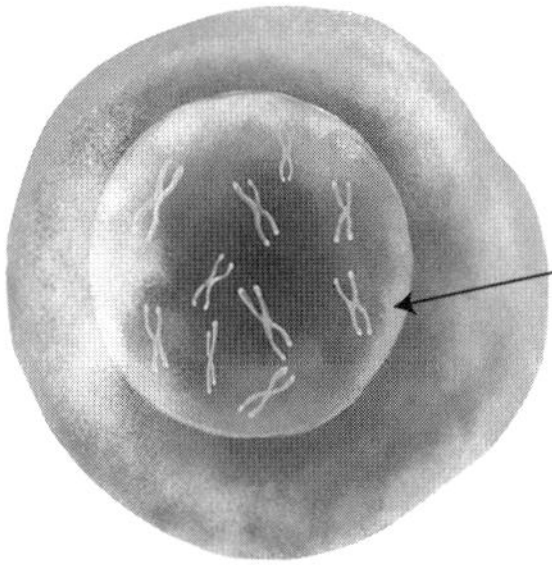

細胞核の内部には23対、合計46本の染色体が備わっています。
それぞれの染色体の両端にはテロメアがあり、一対の染色体には4つのテロメアが存在する計算です。従って合計数はその23対分、合計92個のテロメアが備わっていることになります。

もし、正しく取りだせたなら、一つの細胞核のなかには二本ひと組みとなったヒトDNAが23対、合計46本備わっているはずです。

この46本それぞれのDNA末端（両端の部分）をよく観察すると、特徴的な塩基配列の繰り返し部分が見つかります。ある研究者は一つのDNAを靴ひもにたとえ、その靴ひもの両端にあるほつれ止めの部分に当たるのがテロメアであると説明しています。

では、DNAの両端に備わったテロメアと呼ばれる構造体に見られる塩基配列の繰り返し部分を、もう少し詳しく解説することにしましょう。

このテロメア配列は先ほど示した4つの塩基のなかでも特にチミン（T）、アデニン（A）、グアニン（G）という3種の塩基が元になって作られています。これらの塩基配列が同じ順序で何度も何度も繰り返し連なっているのが特徴です。こうしたテロメア構造は2本ずつ対をなした23組46本のDNAそれぞれの両端にあるので、一つの細胞に46本×2カ所、すなわち92カ所あるわけです。そして、細胞分裂のたびに少しずつ短縮していくことで、細胞が将来にわたって分裂できる回数を制限しています。このような特徴的な仕組みを「命のロウソク」「命の回数券」とよくたとえます。

それでは、なぜ一つの細胞に92カ所ものテロメアが存在しなければならないのでしょうか。

それは、たった1カ所のテロメアが極端に短縮するような緊急事態に遭遇しても、細胞全体が不安定になって暴走しないための防御措置だと考えられています。

テロメアの構造と細胞分裂の仕組み

テロメア部分で特徴的なのが、ヒトＤＮＡの１本目にある〝ＴＴＡＧＧＧ〟という塩基配列です。アデニン（Ａ）、グアニン（Ｇ）、チミン（Ｔ）という３つの塩基物質が、このように並んでいます。

そして、二重らせん構造の２本目のヒトＤＮＡは、それに対する〝ＡＡＴＣＣＣ〟という塩基配列になります（ここでは代表的な〝ＴＴＡＧＧＧ〟という塩基配列を例にとって話を進めます）。

テロメアの末端、すなわちテロメアＤＮＡは〝ＴＴＡＧＧＧ〟（チミン・チミン・アデニン・グアニン・グアニン・グアニン）という６個の塩基がひと組になり、それが２０００回ほど繰り返されています。つまり、６個の塩基×２０００組、およそ１万２０００塩基《えんき》対《つい》の長さを持った構造で、これが細胞分裂のたびに短縮していきます。一回の細胞分裂で〝ＴＴＡＧＧＧ〟配列を持った塩基対が20セット前後なくなるといわれています。すなわち（６つの塩基）×（20セット）＝１２０塩基対ほどが、１度の細胞分裂で失われて（短縮して）いく計算です。

細胞分裂が可能なのは、テロメアＤＮＡが５０００塩基対になるまでといわれています。

１２０００－５０００＝７０００（短縮可能な塩基対の最大値）

7000÷120＝約58回（細胞分裂可能な最大値）

前述のように、50～60回とされる細胞分裂の限度に達すると、その細胞は、そのまま老化細胞となって残るか、アポトーシスによって消滅します。

ただ、現実的には、テロメアが分裂を理論的限界まで無駄なく制御できるケースは多くはありません。なぜなら、自然界というストレス環境に置かれた細胞は、さまざまな損傷が常時生じてしまうこと、また、各種の酸化物質やSASP（炎症性老化因子）の蓄積などによって、テロメアDNA自体も早々と機能障害が発生してしまうからです。

老化はテロメアの機能が低下したせいかもしれない

ここで、テロメアが早期に機能を停止してしまうようなケースをいくつか挙げてみましょう。

有害な酸化物質や日光紫外線などは、時にテロメアDNAに突然変異を生じさせます。その結果テロメアは、分裂回数（短縮余力）を残したまま機能を停止してしまい、老化が著

テロメアDNAの短縮

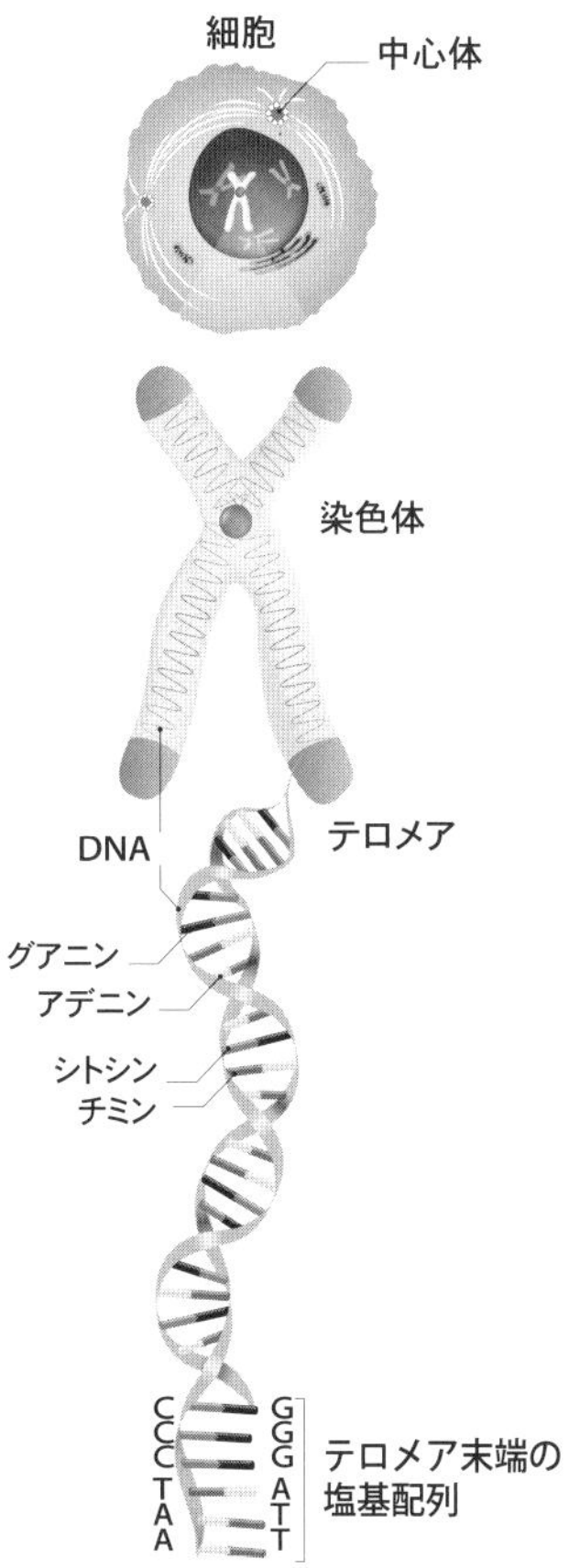

テロメア部分におけるDNA末端の仕組みで特徴的なのが、二重らせん構造を持ったヒトDNAのTTAGGGという塩基配列です。左図でTTAGGGと表した記号はアデニン（A）、グアニン（G）、チミン（T）という３つの塩基物質の頭文字を並べたものです。

つまり、テロメア末端のDNAはTTAGGG（チミン・チミン・アデニン・グアニン・グアニン・グアニン）という６個の塩基がひと組になり、それが2,000回ほど繰り返した配列を作りあげています（６個の塩基×2,000組、およそ12,000塩基対の長さを持った構造）。

これらのテロメアDNAはその後の細胞分裂のたびに長さを短縮し、およそ一回の分裂でTTAGGG配列を持った塩基対が20個前後ずつ短縮するといわれています。すなわち（６つの塩基）×（20個）＝120塩基対ほどが、毎回の細胞分裂で失われて（短縮して）いく計算です。

そしてテロメアDNAが5,000塩基対ほどに短縮すると、その細胞は分裂脳を失って老化細胞へと変化していくのです。

しいシワだらけの肌をそのまま残留させてしまうのです。

あるいはその逆に細胞が、テロメアから許された分裂回数を早期に使い切ってしまい、細胞分裂が終わってしまうこともあるでしょう。こうした現象は微小な損傷と修復を何度も繰り返すような血管の内皮細胞に生じやすく、制限された分裂回数を消費し尽くした結果、早々と動脈硬化をもたらしてしまうのです。

複合的なケースでは、成長ホルモン分泌の低下によってミトコンドリアが劣化してしまったような場合が考えられます。ミトコンドリアに機能障害が生じるとアポトーシスの発令が減少し、老化細胞が排除されなくなってしまいます。すると、残存した老化細胞にはＳＡＳＰ（炎症性老化因子）といった有害物質が蓄積しはじめます。そうした環境悪化によって、テロメアが機能を早々と停止してしまうケースも少なくありません。

テロメア機能の低下要因は、ほかにもいろいろあると思いますが、細胞分裂の余力を残したままテロメア機能が休止してしまった細胞群こそ、若返り治療による早期の機能の回復が見込まれるのです。

DNAの長さを復活させる酵素「テロメラーゼ」

ここまで、細胞分裂の回数を制限するという〝生命の回数券〟の役割を持ったテロメアについて話してきました。ここからは逆に、短縮したテロメアDNAの塩基対を復活させて分裂回数の制限を解く性質を持つ「テロメラーゼ」という酵素について話を進めていきます。

私たちの細胞のほとんどは、テロメアによって細胞分裂の回数を支配されている有限の分裂寿命細胞です。しかし、体内には、細胞分裂を何度繰り返してもテロメアDNAが短縮しない、無限の分裂寿命を持った細胞もわずかながら存在しています。そうした分裂回数の制限を受けない細胞の代表例は、必要に応じて何度でも無限増殖が可能な「幹細胞」です。幹細胞は体のところどころに潜みつつ、必要とあれば細胞分裂によって何度でも自己複製することができます。しかも、幹細胞は、分裂によって同じ細胞を複製するだけでなく、別の種類の細胞に生まれ変わる能力も持ち合わせています。

こうした能力を支えているのがテロメラーゼという酵素であり、細胞分裂によって短縮するテロメアDNAの塩基対を再生する役目を持っています。また、テロメラーゼは、幹細胞のみならず子孫に遺伝的特性を伝えなければならない生殖細胞や、皮膚・上皮細胞の一部にも備わっています。

しかし、その一方で、「細胞のがん化」という病的な原因によってテロメラーゼが作られてしまうことが問題になりはじめてきたのです。体内に日々発生するがん細胞は、猛烈なスピードで増殖を繰り返すことが特徴です。その結果、テロメアDNAも急速に短縮するため、がん細胞の大多数はアポトーシスによって発病前に消滅します。ところが、ごく一部のがん細胞は、テロメアDNAがギリギリの長さになるとテロメラーゼを作りだすという能力があるのです。そうしたテロメラーゼの酵素活性によって無限の分裂能力を獲得したがん細胞だけは、臨床的な症状をもたらす「がん」という疾患に育ってしまうと考えられています。

こうしたがん細胞は、頻回な細胞分裂によって著しく短縮したテロメアDNAが見られるとともに、新たに作りだせれるようになったテロメラーゼ酵素の両者を併せ持っているのが特徴です。

「ヒトの細胞が分裂できる回数は有限である」／ヘイフリックの限界

しばらく前の話になりますが、１９６１年にアメリカ人の解剖学者、レオナルド・ヘイフリック（Leonard Hayflick）も、細胞の分裂と成長に関する非常に重要な仕組みを発見しています。その発見は、「ヒトの細胞が分裂できる回数は有限である」という内容で、それを私たちは「ヘイフリックの限界（Hayflick limit）」と呼ぶようになりました。

その後、多くの研究者らの追試によってヘイフリックの説が裏付けられ、のちにこの仕組みがＤＮＡ末端のテロメア部分の働きによるものだと判明しました。そうした経緯も踏まえて、「テロメアが制限する細胞分裂の回数は、概ね50回から60回であろう」という結論に至っています。

しかし、ヘイフリックの研究成果は発表当初、周囲の不十分な理解によって誤った解釈を生みだしていました。それは、ヒトのあらゆる細胞にヘイフリックの限界があるという誤解です。それが事実なら、すべての細胞が50～60回の細胞分裂を終えたら、私たちの寿命は尽きてしまいます。

そうした誤解を承知のうえで、そうするとどうなるのか、皮膚の細胞を例にとって想像してみましょう。

諸説ありますが、一般に皮膚の細胞の生まれ変わり周期（ターンオーバー期間）は28日程度といわれています。そのため、皮膚表面の細胞は28日前後に一回は脱落して、新たな細胞と入れ替わっていることになります。

この皮膚のすべての細胞が分裂を50回ほど繰り返しただけでヘイフリックの限界に達してしまったら大変。なぜなら、28日×50回でおよそ１４００日。つまり4年を経ずして、体からすべての皮膚細胞が消滅してしまうからです。

実際には、ヘイフリックの限界を有しているのは皮膚の幹細胞や基底細胞から生みだされ、表皮の最下層に位置する一部の細胞に限られています。さらに、そうした細胞が生みだす表皮細胞にも弱いテロメラーゼ酵素が発現し、多くの細胞を生みだせるようになっています。たからこそ、私たちの体は死ぬまで皮膚によって守られているのです。

第8章

だれも考えつかなかった若返り
それがネオエイジング治療

ネオエイジング治療は部分修正ではなく、体の根本を変える

ここまで読まれて、『ネオエイジング治療』の大まかな流れは理解できたでしょうか。『ネオエイジング治療』は、アミノ酸ペプチド製剤が持っている『セルアクチン効果』によって成長ホルモン分泌を復活させるところから始まります。そして、成長ホルモン分泌が、根本的な若返りの場である細胞骨格、ミトコンドリア、テロメアの織りなす『メトセラサイクル』の改善をもたらすのです。

『ネオエイジング治療』は、外科手術や処置はもとより、従来行われてきた成長ホルモン剤の補充すら行う必要はありません。単に毎晩、就寝前にアミノ酸ペプチド複合剤を口に含み、口のなかの粘膜から吸収させれば完了という、きわめて簡単な若返り治療です。

この章では、これまでの説明を一歩推し進め、『ネオエイジング治療』のより詳しい説明と、実施する際のコツなども含めた解説をしてみます。

3つのステップ

『ネオエイジング治療』は、従来のアンチエイジング法と比べてなにが異なっているのでしょう。

それは、細胞内部に備わった『メトセラサイクル』に直接働きかけることによって本質的な若返りを目指す点にあります。そして、大きな特徴として、従来のエイジングケアでは試みられなかった「成長ホルモン分泌の復活」に若返りの原点を見いだしたことがあります。

従来のアンチエイジング法は、そのほとんどが、すでに老化によって変化してしまった部位に見た目の改善を「後付け」するに過ぎません。それと比較すると、若返りの本質に働きかける『ネオエイジング治療』に、より大きなアドバンテージがあると考えます。

しかし、こうした抽象的な説明では、皆さんの頭のなかにかえってクエスチョンマークを増やしてしまうに違いありませんので、この項では改めて若返りの連鎖、『メトセラサイクル』を取り巻く仕組みを3つの項目にまとめます。これで『ネオエイジング治療』の意

義と効果を理解してもらえるでしょう。【25頁図】

①成長ホルモン分泌の復活によって、細胞骨格が若返る
②細胞骨格の復活によって、ミトコンドリア機能も若返る
③ミトコンドリア機能の復活によって、テロメア機能も復活しはじめる

①成長ホルモン分泌の復活によって、細胞骨格が若がえる

まず、細胞骨格には、3つのフィラメントがあることを思いだしましょう。アミノ酸ペプチド複合剤の服用を開始すると、数日で自身の脳下垂体から分泌される成長ホルモン量が増加しはじめ、細胞骨格のフィラメントにさまざまな若返り作用を発揮しはじめます。

なかでも重要なのが、アクチンフィラメントと微小管です。

成長ホルモン分泌の復活に伴うタンパク同化作用によってアクチンフィラメントの生成が始まると、細胞自体が大きく成長しはじめます。そして、細胞骨格の環境改善によって成長期のころに似たみずみずしい細胞や、豊満に張りのある細胞形態が維持できるようにな

ります。さらに治療が進むと、ミオシンというモータータンパクとの結合強化によって収縮環と呼ばれる線維輪が生成され、若返りに向けた細胞分裂が再開しはじめるのです。【71頁図】

また、成長ホルモン分泌の向上に伴うタンパク同化作用は、中心体と呼ばれる構造体から四方に構築される微小管の発達を促し、細胞物資の輸送網が一層強化されます。その結果、細胞内部に構築された微小管を足場に、ミトコンドリアや小胞体といった細胞小器官の細胞内移動が始まり、その運動性も強力になるのです。

このほか、発達した微小管はキネシンやダイニンといったモータータンパクと結合し、精子の尾を形成するべん毛（鞭毛）や粘膜細胞の表面に生じるせん毛（線毛）の運動性を強化します。【73頁図】

次いで、タンパク同化作用によって中間径フィラメントの生成が促進されると、細胞自体の引っ張り強度や細胞間の結合が強固になり、若々しい強靱な組織を形成しはじめます。また、この中間径フィラメントによって形成される代表的なタンパク線維の一つケラチン（毛髪や爪などにも含まれる成分）が、日々の健康的な毛髪の延長、爪の増生に関与します。【75頁図】

②細胞骨格の復活によって、ミトコンドリア機能も若返る

成長ホルモン分泌の復活によって細胞内部に充分な微小管が再生されると、ミトコンドリアや細胞内小胞といった細胞小器官に加え、各種細胞内物資の移動も改善します。さらに、ミトコンドリア機能の向上は生体エネルギー物質ATPの産生増加につながり、ATPを利用した細胞分裂の再開と、新たなる細胞の生成が始まります。

また、ミトコンドリア機能の改善によるアポトーシス発令の再開が、内部にSASP（炎症性老化因子）を蓄積した老化細胞の排除を促し、若返りが促進されていくことが近年わかってきています。

③ミトコンドリア機能の復活によって、テロメア機能も復活しはじめる

成長ホルモン分泌の復活に伴ってミトコンドリア環境が改善されると、細胞内部の悪化環境によって機能を停止していたテロメアDNAにも、改善の兆しが現れます。これにより、休止していた細胞分裂も再開、老化した細胞を新たな細胞へと更新する若返りにつながります。

また、ミトコンドリア機能の改善によるアポトーシスの発令により、極度にSASP（炎

ATPの生産（ミトコンドリア）

呼吸鎖（電子伝達系）

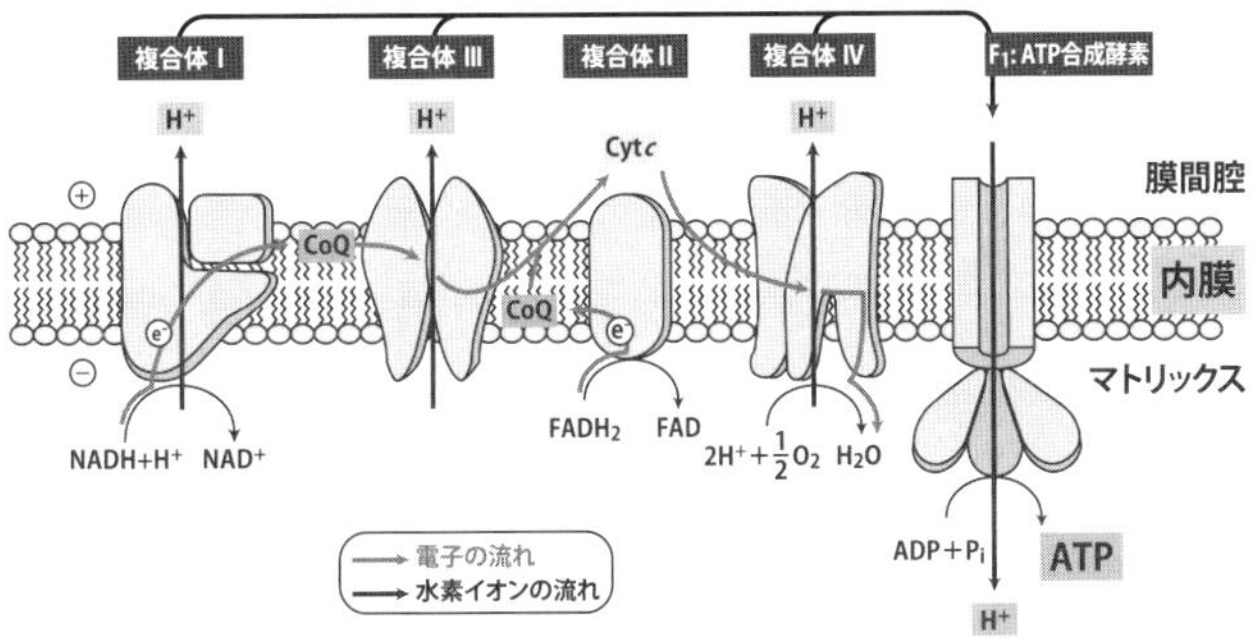

呼吸鎖のなかの複合体 I からIII、IVへと電流が流れていくと、その過程で生まれたエネルギーによって水素イオンが内膜の外にくみだされます。するとミトコンドリア内膜を隔てた両側には水素イオン濃度の差によって電位差が生じます。

ちなみにミトコンドリア内膜の内と外におよそ150mVの電位差がありますが、内膜時代の厚みは５ナノメートル程度しかありません。わかりやすくするため、膜の厚みを１センチに換算してみると、そのあいだにはおよそ30万ボルトの電位差があることになります。

こうした電位差が保たれたまま内膜外を移動する水素イオンは、最終的にはATP合成酵素の内部にあるトンネル構造を通って再び内膜外に戻ってきます。濃度や電位差によって押しだされた水素イオンが内膜外から通過すると、ATP合成酵素によってATPが生成されるのです。

こうして得られたATPを細胞エネルギー源として利用することで、円滑な細胞分裂とそれに続く細胞の若返りが実現するのです。

症性老化因子）を蓄積した細胞が排除されると、その周辺で悪影響を受けていたテロメア休止細胞にも復活の道が開けます。

若返り作用を得るための秘訣は「ゆっくり」

成長ホルモンによってなされる細胞骨格への強力な若返り作用『セルアクチン効果』を得るには、注意点が一つあることが、その後の研究により判明しました。【84頁図】

顔の肌など、皮膚の露出部分に『ネオエイジング治療』を行う際は、治療の初期にけっして効果発現を急いではならないということです。

具体的にいうと、治療開始当初の1週間ほどは『ネオエイジング治療』に用いるアミノ酸ペプチド複合剤も半量にとどめ、1～2週間ほどかけて徐々に常用量へと増やしていくことが肝心です。はやる気持ちをセーブしつつ、ひたすら繊細にゆっくりと成長ホルモン分泌を復活させるといった心の余裕が必要なのです。

これは、ホルモン補充療法から得た教訓でもあります。

前述のとおり、成長ホルモン補充療法における問題点は、血液中に常に過剰な成長ホルモン剤が漂ってしまうことでした。若返り治療の初期に成長ホルモンが過剰だと、大量かつ高濃度の成長ホルモンを欲する筋肉（骨格筋）や、脂肪細胞の燃焼に、そのすべてが奪われてしまい、目的としていた顔の肌の若返りは後回しになるのです。

もちろん、『ネオエイジング治療』の主目的が筋肉・骨格の増強や、肥満の解消なら心配は全くありません。当初から充分量のアミノ酸ペプチド複合剤を内服するのは理に適っています。その際は強力な『セルアクチン効果』によって効果的な筋肉・骨格の増強や、脂肪細胞を強力に燃焼させた肥満解消効果が得られることでしょう。

分裂可能な細胞を狙い撃つ

さて、成長ホルモンの分泌と細胞骨格、さらにはテロメアとミトコンドリアの連携を理解したなら、次に考えるのは、どの部位を『ネオエイジング治療』の対象に選ぶかということです。

『ネオエイジング治療』で重要なことは、いかにして新たに細胞分裂の能力を呼び覚ますか（復活させるか）ということ。治療の対象となる部位・細胞選びを間違ってしまっては、効果はなかなか得られません。

結論から先にお話ししましょう。『ネオエイジング治療』のコツは、細胞分裂が可能な細胞・部位を主たる対象にすることです。ここ、重要ですので、もう一度「細胞分裂とはどんなものなのか」を説明します。

ヒトの体のなかには大きく分けて「分裂できる細胞」と「分裂できない細胞」と「特殊な分裂をする細胞」の3種類の細胞があります。どの細胞にもDNA末端のテロメアがあるからといって、すべての細胞が同じように分裂できるわけではありません。

初めに、『ネオエイジング治療』の対象となる、分裂できる細胞から紹介します。

【分裂可能細胞】

この分類に属する細胞は、成長ホルモンの分泌増加によって細胞分裂が促され、その結果、新たな細胞の増産が可能な細胞群です。もう少し簡単に表現したなら、細胞分裂によって新たな細胞に生まれ変われる、あるいは新たな細胞を生みだす能力を持った細胞といえる

細胞分類

細胞分裂が可能な細胞（テロメアDNAが関与）

・皮膚細胞（基底細胞）
・血液（造血幹細胞）
・骨髄細胞
・神経芽細胞
・筋芽細胞（筋肉）
・骨芽細胞（骨）
・肝細胞
・腎細胞
・その他

↓

若返りが可能
NEO AGING

細胞分裂をしない細胞

・中枢神経（脳・脊髄）
・心筋細胞

↓

長寿が目的
若返りとは異なる

特殊な分裂をする細胞

・生殖細胞（減数分裂）

↓

次世代の問題

でしょう。『ネオエイジング治療』によって効果が最も得られるのが、これらの細胞群です。例を挙げるとすれば、私たちがエイジングケアを行ううえで一番身近な細胞である「皮膚（肌）の細胞」や「髪の毛、爪」といった体表面に分布している細胞です。

細胞の生まれ変わり周期は、ターンオーバーといいます。肌の細胞のターンオーバーは、およそ28日とされています。ターンオーバーは新生児も例外ではありません。生まれた直後から皮膚（肌）の細胞は次々と老化を始め、最終的には垢《あか》となって皮膚表面からはがれ落ちます。このサイクルを一生にわたって続けなければなりません。なお、髪の毛や爪の細胞はケラチンに富んだ皮膚細胞の一種で、その生まれ変わりの様子は皮膚と同様です。

分裂可能な細胞群は、もちろん皮膚以外にも広く体に分布しています。皮膚（肌）に続いてエイジングケアの対象となりがちな「筋肉・骨・関節の細胞」などです。骨・軟骨などは一見生まれ変わっていないようですが、実は骨芽細胞・軟骨芽細胞という細胞の分裂によって日々新たな細胞に置き換えられ、およそ数カ月〜数年ですべて新しい細胞に生まれ変わっているのです。

また、代謝の低下によって生じる「脂肪細胞（皮下脂肪・内臓脂肪・セルライトなど）」、そして、食べ物が通る口、食道、胃、十二指腸、小腸、大腸といった「消化管の細胞」も、すべて分裂する細胞群です。消化管の細胞は、毎日通過する食物によって常に粘膜がこそぎ落とされるため、部位によってはたった1日で分裂することも特徴です。

身体各所に分布する「ホルモン産生（分泌）細胞」も、一生にわたって活動する分裂可能な細胞群に分類されます。

ほかの細胞にも目を向けてみましょう。たとえば呼吸器系の臓器である「肺」や、ホルモンの影響を受けて成長が促される「乳腺・生殖臓器」の細胞も、常に細胞分裂によって新たな細胞へと生まれ変わります。

血管の内側をおおう「血管内皮細胞」も、血球細胞と比較してはるかに大きいコレステロールなどの物体に傷つけられながら再生を繰り返しているため、非常に短いターンオーバー周期で細胞分裂します。

このように、分裂可能な細胞群は体の広範囲に及びます。『ネオエイジング治療』の対象が全身に分布していることが理解できるかと思います。

ネオエイジング治療の対象とならない細胞

ここで、細胞分裂に関しては例外があることを知っておきましょう。

ここまでは、細胞が劣化（老化）すると、常に身体機能を維持するタイプの細胞分裂によってフレッシュな細胞に置き換わると説明してきました。しかし、ヒトが生まれてから死ぬまで、ほとんど生まれ変わることのない細胞も存在するのです。

【非分裂系細胞】

「非分裂系細胞」は、新たな細胞に生まれ変わるものはほんのわずかな数にとどまり、大多数は生まれてから死ぬまで働きつづけるという特徴があります。

臓器別にいうなら、心臓にある心筋細胞や、脳を含めた中枢神経系の細胞が該当します。ただ、非分裂細胞群であって再生しないといわれてきた心臓も、最近の知見では「50年ほどの期間において30％程度の細胞再生が行われる」となっています。ちなみに、このように再生速度が非常に遅い理由は、「細胞内のエクソソームと呼ばれる微細構造が少ないため」と説明されています。

なお、細胞分裂を一度も行わない赤血球も非分裂系細胞の一種です。しかし、およそ120日の寿命によって消え去り、次々と新たな赤血球細胞に置き換わるため、あえて非分裂系の細胞と同列に含めて考えません。

このように、非分裂系細胞群は細胞分裂を行わない（あっても非常に乏しい分裂回数である）ため、GHRP―2を用いる『ネオエイジング治療』の直接的な対象にはなりません。むしろこうした細胞群には、細胞内部の遺伝子・DNAエラーを修復し、より長きにわたって細胞を存続させる『脱アセチルNMN治療』が適しているからです（参考図書『若化！　医師が見つけた若返る3つの魔法』をお読みください）。

【特殊な細胞分裂をする細胞】

特殊な分裂をする細胞は、男性では精巣にある精子、女性では卵巣にある卵子といった生殖細胞が該当します。

一般に細胞分裂というと、一つの細胞が二つに分裂し、そのまた細胞が二つに分裂し……と、倍々に分裂増殖していくことを想像する人が多いでしょう。ところが、これらの細胞分裂はそうした分裂形態とは全く異なる「減数分裂」という様式をとっています。減数分裂とは読んで字のごとく、分裂することによって当初よりも細胞内部の染色体が減ってしまうような分裂方法をいいます。

精子も卵子も、どちらか一方では生命機能を果たせません。受精によって男女双方の染色体の合計数が46本になるよう、あらかじめ両者とも染色体は23本（つまり二本ひと組となった染色体の一方ずつ）に減数されています。

『ネオエイジング治療』は、減数分裂を特徴とする細胞群を対象とはしていません。その理由は、生物学的な問題以外にも、倫理面の問題や、未知なる副作用といった解決しなければならない問題が数多いからです。

ネオエイジング治療の意味

『ネオエイジング治療』の英単語を日本語に訳すと、NEOは「新しい」、AGINGは「歳を重ねる」ことを意味しています。それらを組み合わせて「新たに歳を重ねる」、転じて「新たな発想によって、素晴らしい人生を過ごそう」という願いを込めて作られた複合語です。

対するアンチエイジング（ANTI-AGING）のＡＮＴＩとは「抵抗する、抗《あらが》う」といった意味の英単語です。つまり、私たちの体の老化に「徹底的に抵抗しよう」という意味合いを持っているのです。

しかし、２０１７年の夏がピークを迎えるころ、米国の女性向け雑誌「Allure（アルーア）」が、「もう今後はアンチエイジングという言葉を使いません」と宣言しました。そして、同年の９月号には「The end of ANTI-AGING（アンチエイジングの終焉）」と題した特集も組まれたのです。

これには賛否の意見が巻き起こり、一部の業界団体からは猛烈な反発があったとも見聞きしました。しかし、そのときの編集長が語った「歳を重ねてきた、あなたのすべてを賞賛しましょう」という言葉とその解釈に、私も全く同意見だったことを覚えています。

エイジングケアには人それぞれの思い、解釈があって当然です。もちろん、私が本書で解説する『ネオエイジング治療』についても読者に強要するものではありません。

しかし、けっして逃れることのできないエイジングという自然現象への対処には抵抗だけでなく、時には新たな発想が必要であることも理解していただきたいのです。

アルーア誌

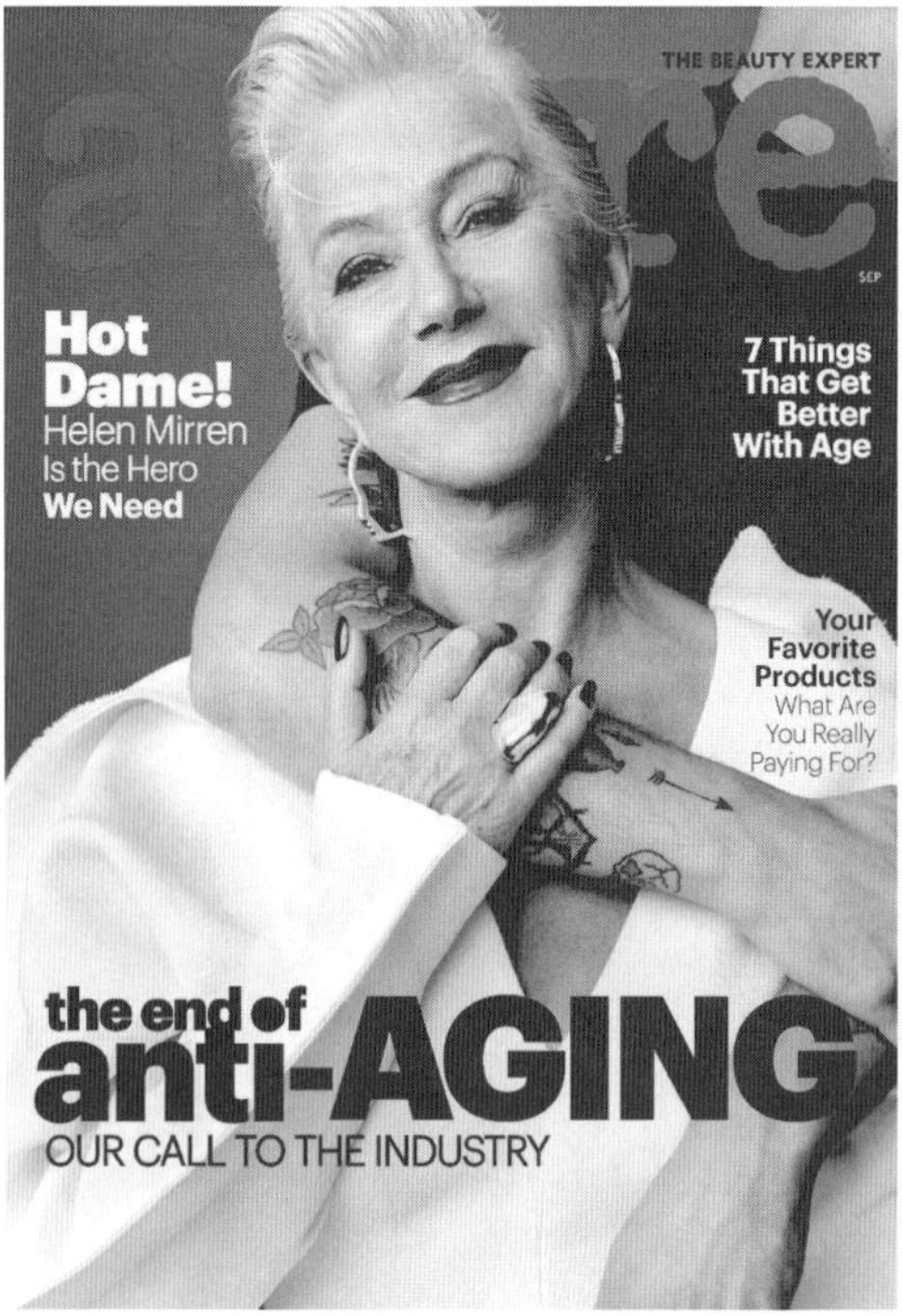

アルーア誌（2017年9月号表紙）
「The end of ANTI-AGING(アンチエイジングの終焉)」

第9章

ネオエイジング治療に用いるアミノ酸ペプチド複合剤

text by Richard Francis Walker

ネオエイジング治療に求める医薬品の条件は「簡単で安全」

『ネオエイジング治療』に用いる薬剤は、成長ホルモン分泌の復活を目的とするため、次のような条件を満たすことが相応しいと考えます。

●治療に使用する薬剤は投与が容易な内服剤であること。
●『メトセラサイクル』を効果的に活用できること。
●『セルアクチン効果』をうまく発現できること。
●ネガティブ・フィードバック現象といったホルモン抑制がないこと。
●生理的な成長ホルモン分泌リズム、成長ホルモンバーストが得られること。
●ホルモン補充療法と比較して、治療費用がはるかに安価であること。
●日常の診療・医薬品管理が容易で、重篤な副作用などが報告されていないこと。

結論として、安全性も含め私の要求をすべて満たした薬剤は、ＧＨＲＰ（成長ホルモン放出ペプチド：Growth Hormone Releasing Peptide）でした。

ＧＨＲＰはアミノ酸が複数結合した「ペプチド」と呼ばれる薬剤であり、なかでも１９９２年に発見されたＧＨＲＰ―２には強力な成長ホルモンの分泌促進作用が見いだされていました。日本では１９９９年に児島、寒川らの研究グループが詳細な研究を進め、ＧＨＲＰ―２の脳下垂体に対する成長ホルモン分泌促進の仕組みを解明。次いで２００４年にはその注射剤が健康保険に対応する薬価収載医薬品として承認され、日本でも製造が始まりました。その後は日本での研究基盤などを元に世界各国の製薬各社がこぞってＧＨＲＰ―２の製造を開始するようになりました。それらのなかから、私の品質基準を充分に満たした製品を選び、さらに独自配合を行って『ネオエイジング治療』に最適化した内服薬（アミノ酸ペプチド複合剤）を製造することになったのです（注：日本では注射剤のみが認可。ネオエイジング治療には米国において製造されたＧＨＲＰ―２経口剤を用いるため、医師による海外輸入医薬品の処方が必要となります）。

このような経過をたどって完成したネオエイジング治療用のアミノ酸ペプチド複合剤は、直径８ミリほどの水なしで服用するタイプの口腔錠です。服用にあたっては毎晩就寝前に１錠～２錠を、たとえば口臭エチケットキャンディ「フリスク（ＦＲＩＳＫＲ）」などの

ネオエイジング用GHRP-2複合剤

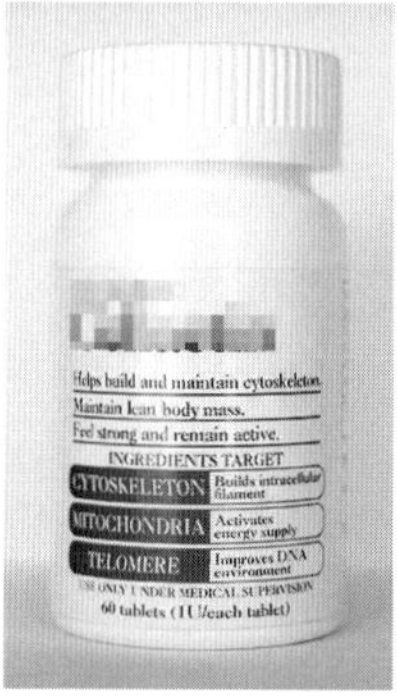

成人の服用量は２単位（２錠）、就寝前にフリスクなどのミントキャンディと同様、口のなかに含んでゆっくりと吸収を待つだけです。

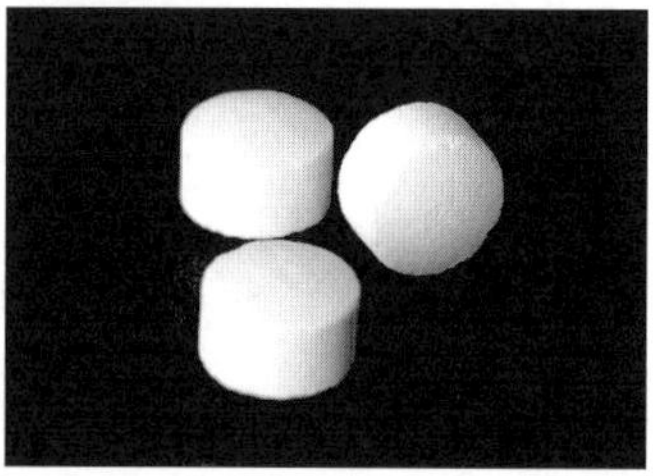

ように口のなかで溶かせば完了です。すると、成分が口のなかの粘膜から速やかに吸収され、1週間ほどで徐々に理想的な効果が現れます。口のなかで溶かすのが苦手な人は、通常の薬のように水とともに服用してもかまいません（実際には10％ほど効果が減るといわれていますが）。

　このように『ネオエイジング治療』による若返り治療の特徴は、専用のアミノ酸ペプチド複合剤を服用するだけの極めて安全な方法によって実施できる点です。そして、なにより注目されたのは、この複合剤によって分泌促進される成長ホルモンが、まさに自分自身の下垂体から分泌される生理的なホルモンであるということです。そのことは外部から成長

Cellactin服用前後の成長ホルモン値

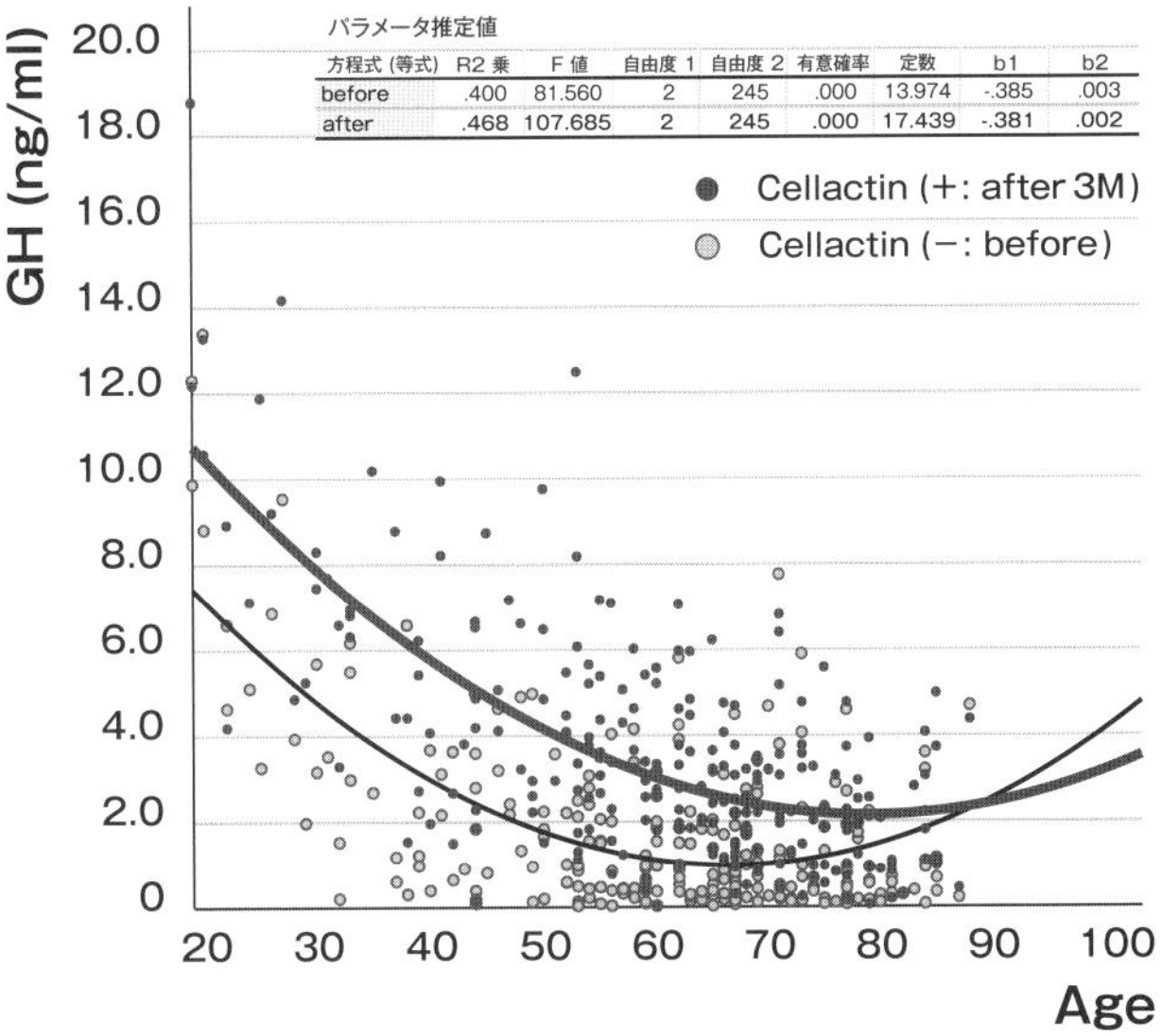

パラメータ推定値

方程式 (等式)	R2 乗	F 値	自由度 1	自由度 2	有意確率	定数	b1	b2
before	.400	81.560	2	245	.000	13.974	-.385	.003
after	.468	107.685	2	245	.000	17.439	-.381	.002

20歳代〜90歳代の男女245名にGHRP-2の投与を行った際の「成長ホルモン値」の対比を示す（服用前のプロットは薄いグレー、服用後のプロットは黒で表記）。服用後に、統計的な有意差をもって成長ホルモン値の上昇を認めました。

ホルモン剤を投与するときのように過量となる心配もなく、しかも自身が有していた元々の成長ホルモン分泌量を上回ることがないという利点があります。

その利点に加え、ネガティブ・フィードバック現象によって脳下垂体の萎縮（退化）を生じることもなく、自身の生理的な成長ホルモンであることから、『セルアクチン効果』の発現を助けるノンレム睡眠時の成長ホルモンバーストも、最大限に活用することができるのです。

アミノ酸ペプチド複合剤の各種情報（医薬品添付文書より抜粋）

この項では、米国で製造されるアミノ酸ペプチド複合剤の添付文書からの抜粋を記載します。治療を行う際に必ずご確認ください。

①アミノ酸ペプチド複合剤

アミノ酸ペプチド複合剤は、ネオエイジング治療用の薬剤として、特に老化性の変化に関連して発症する身体症状の改善を目的として製造されました。その効果は、下垂体・神経内分泌系機能の回復・安定化による成長ホルモン分泌の促進や、炎症性サイトカインの還元に基づく骨格筋の酸化変性の改善。さらには、エネルギー代謝の改善による筋肉増強効果が事前検討によって見いだされています。

②アミノ酸ペプチド複合剤の服用方法

一日1回、2錠を就寝前に服用します。より急速な改善を希望される場合、医師と相談のうえで一日3錠までの増量が可能です。また、服用にあたってはなるべく飲み込まず、口のなかで溶かし、口のなかの粘膜からの吸収を図るようにしてください。推奨される服用開始年齢は30歳以上です。

③アミノ酸ペプチド複合剤の禁忌例（服用してはならない症例）

・本剤にアレルギー反応をお持ちの人
・慢性の胃腸炎症状を有している人
・膵炎を有している人、あるいは治療中の人

・進行性の悪性腫瘍に罹患している人
・2型糖尿病に罹患している人。
・妊娠中、ないしは授乳中の女性（この時期を対象とした安全性試験は行われておりません）
・4歳未満の小児（この年齢範囲での使用経験は少なく、安全性の検討がなされていません）
・公式のスポーツ競技会、試合等に参加する人など（社会的禁忌）

④安全性試験

米国食品医薬品局（FDA）とHHSのガイドラインに則って94人の男女（男性：女性＝53人：41人、年齢40―68歳：平均年齢48・89＋－0・992歳、平均身長163・56＋－1・25cm、平均体重71・67＋－2・07kg）、ならびに健常人対照25人（男性：女性＝13人：12人）を対象に、90日間にわたる事前の安全性試験が実施されました。その結果、本薬剤との関連性が疑われた症状に、生理不順（1名）、軟便（1％以下）が報告されています。

血液生化学検査においては、どなたにも臨床的に重要な変化は認められません。

添付文書

[redacted]

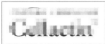

1. Background and Indications for Usage

[redacted] (multiple ingredient formulation) is a proprietary blend of ingredients specifically chosen for their combined ability to oppose maladaptive changes in body composition associated with aging. The most medically significant of these changes is sarcopenia or loss of skeletal muscle and function. Sarcopenia is a life-long process with a complex and multifactorial etiology. The ingredients in [redacted] were selected for their recognized abilities oppose many of these. For example the formulation supports neuroendocrine function and thereby stimulates anabolic hormone production, it reestablishes and stabilizes pituitary cellular activity, opposes cellular oxidation in skeletal muscle, reduces pro-inflammatory cytokines, improves energy metabolism and enhances the benefits of exercise for increasing muscle mass.

Although loss of muscle/bone and gain of fat during aging is strongly related to sedentary life style and lack of exercise, the changes in body composition that begin shortly after reaching young adulthood result from a progressive disorder of homeostasis. These maladaptive changes include:

- Decreased concentrations of some hormones, including growth hormone (hGH), insulin-like growth factor-1(IGF-1) and testosterone.
- Increased oxidative damage due to reduced antioxidant enzymes in skeletal muscle.
- Decreased ability to synthesize protein.
- Reduced neural conductivity between the brain and neuroendocrine system.
- Increased pro-inflammatory cytokines.

While visual appearance of age-changes in body composition may be considered "unattractive", they also have significant medical import, setting the stage for any number of intrinsic diseases ranging from diabetes to heart disease in middle age and later life.

2. Administration

[redacted] is taken sublingually (dissolved under tongue) once or twice daily as directed by a health care provider. Patients generally begin therapy by dissolving two tablets under the tongue once daily, or alternatively, one tablet twice daily for up to 90 days at which point the practitioner will determine the extent to which skeletal muscle and fat mass ratios have stabilized or improved. If it is determined that improvement in body composition is not satisfactory or if a more rapid rate of improvement is sought, then the supervising provider can increase the daily dosage to three tablets per day (see Section 15, "Suggested Dosing Information" for graduated or modified dosing instructions). A minority of patients may require higher dosing than that which is generally recommended. [redacted] should be stored in a cool place.

部分抜粋（参考用）

3. Forms and Strengths

[redacted] is available in bottles of 60 tablets each, the amount being sufficient for thirty days of therapy. The commercial product is supplied in a tamper proof bottle within a safety sealed carton and containing an informational insert.

4. Contraindications

[redacted] should not be taken by patients allergic to its constituents.

5. Warnings and Precautions

There is no evidence of health risk from taking [redacted] reported in any scientific or medical peer-reviewed journal. However, pre-clinical safety testing and clinical trials in humans suggest that it should not be used in those with following conditions:

- Chronic gastrointestinal distress associated with abdominal pain and/or diarrhea.
- Pancreatitis.
- Active malignancies (cancer): use with caution in patients in remission and only under strict medical supervision.
- Type 2 diabetes.

The reason for with regard to Type 2 diabetes is that there are conflicting reports as to whether one of the ingredients in [redacted] increases or decreases insulin sensitivity (1,2)

significant changes in biochen
group. However, the values w
testing, [redacted] has been
the course of six years.

7. Drug Interactions:

During the course of clinical t
Over the course of commerci
with most if not all common n
supervising physician should l
the risk for hypertension (3).

8. Use in specific population

[redacted] has been tested du
subjects having average body
studies of [redacted] perform
onset of sarcopenia does not
related to sex, race, or ethnici

9. Drug Abuse and Dependen

[redacted] does not induce d

10. Overdosing

The dose-limiting side effect a
equivalent of up to 100 times
taken to anticipate this advers
sensitivity to [redacted], pati
gastrointestinal side effects m
episodic diarrhea will occur.

11. Product Description

[redacted] is a medical food
that occurs during aging. The
[redacted] does not induce d
sarcopenia also occurs in peo
only contributing factor to sa
negative factors are influentia
are anabolic to the muscles of
Several contributing fact
attrition of alpha-motor neur
from inadequate intake of die
potentially important factors
Using this scientifically-b
by combining essential ingred
Recognizing the anabolic
[redacted] formula that incre
brain and pituitary gland to p
particularly effective.
One such is a peptide called G
ability to activate a specific re
GHS-Rs had been shown to s
such an analog having the sec
originally derived structurally

IGF-1グラフ

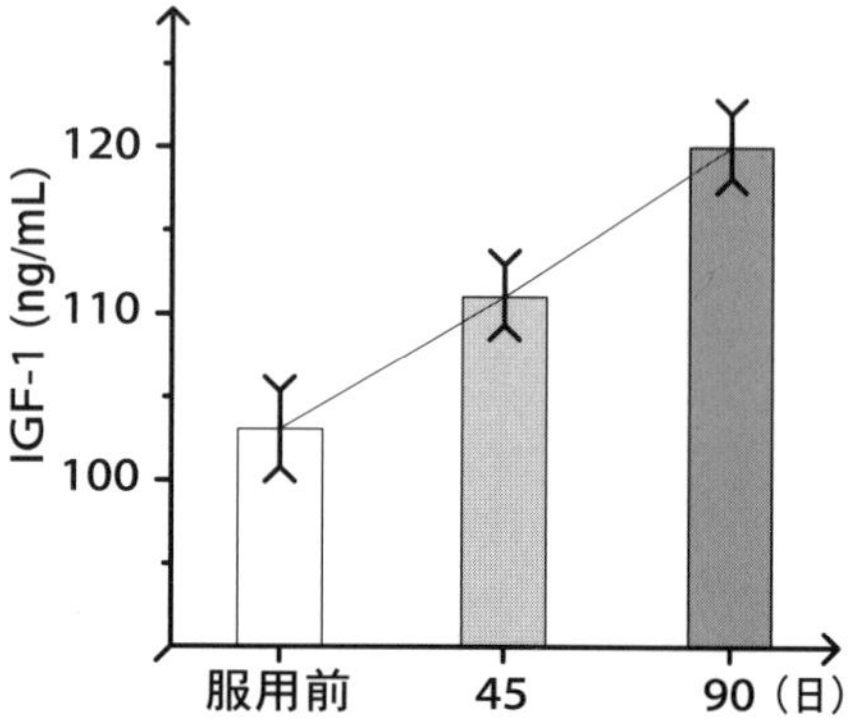

インスリン様成長因子（IGF-1）は主に肝臓において成長ホルモンの刺激によって分泌される物質。皮膚や筋肉、骨、神経などヒトの多くの細胞はIGF-1のタンパク同化作用を受けて細胞分裂が活発になります。

また、本剤は薬物性依存を誘発することはありません。

なお、米国では本剤の成分GHRP—2は安全であると認識され、FDA（米国食品医薬品局）ガイダンスに従った「メディカルフード」のカテゴリーとして製造・販売がなされています（日本では医薬品とサプリメントの中間カテゴリーとなる「メディカルフード」剤の規定がなく、「医薬品」に準じた取り扱いが必要です。詳しくは本剤を取り扱うネオエイジング関連の事務局、ないしは本剤を取り扱う医師にお問い合わせください）。

体脂肪の変化

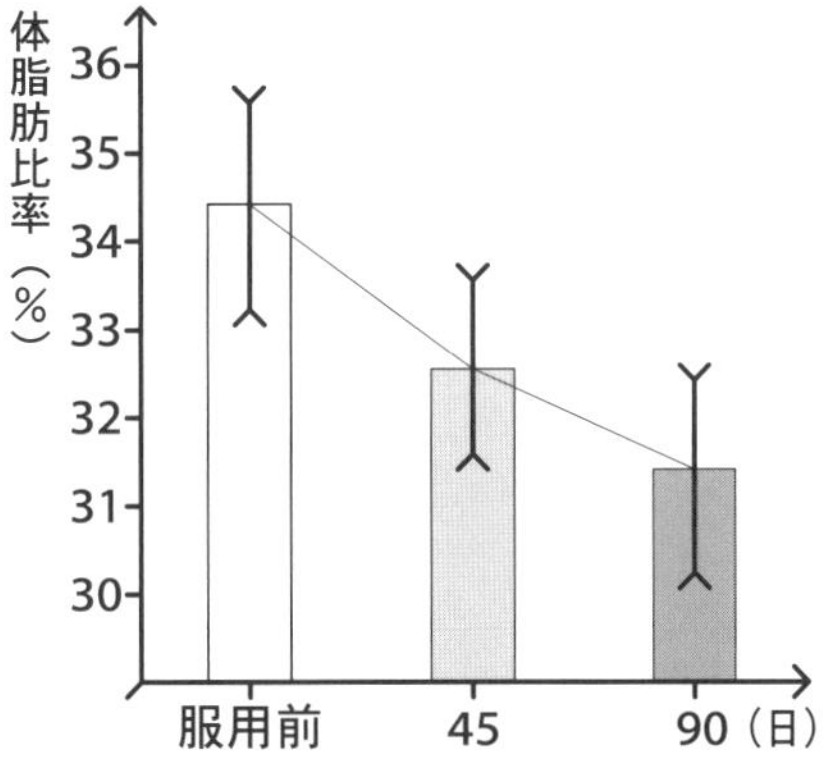

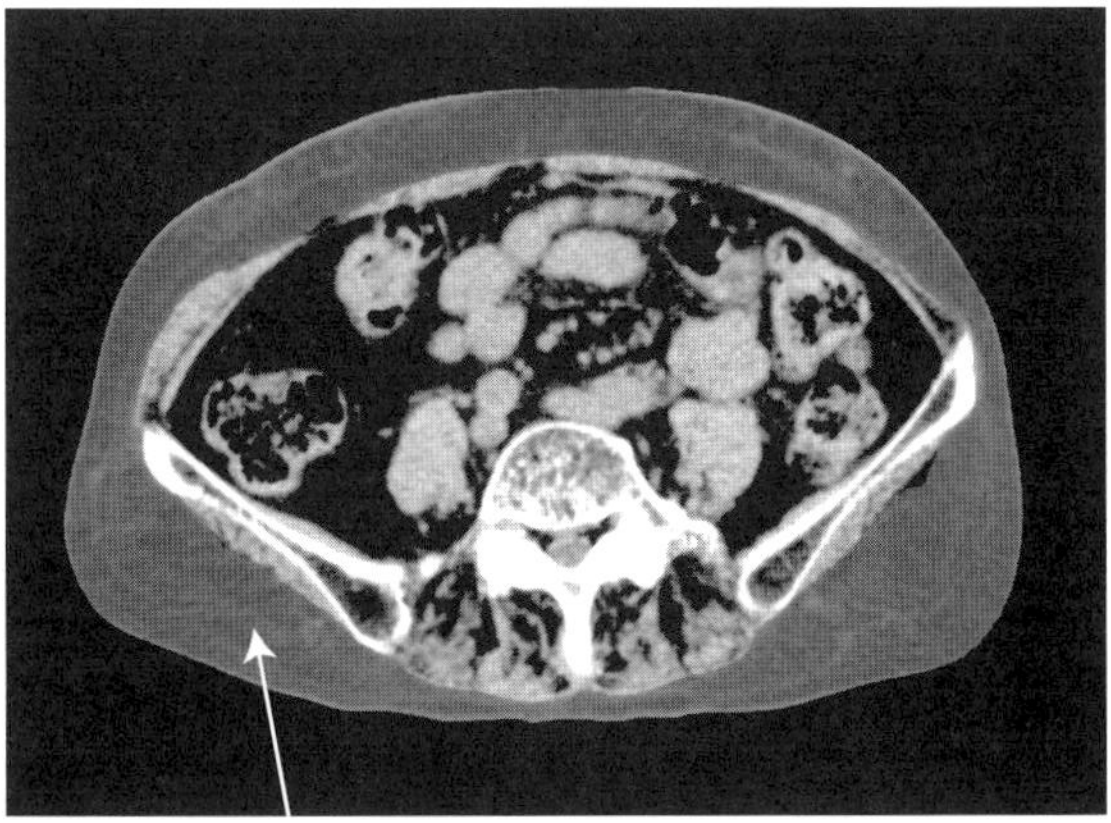

腹部CT画像：グレーに着色されたところは皮下脂肪。
次図の内臓脂肪と併せて体脂肪となります。

内臓脂肪の変化

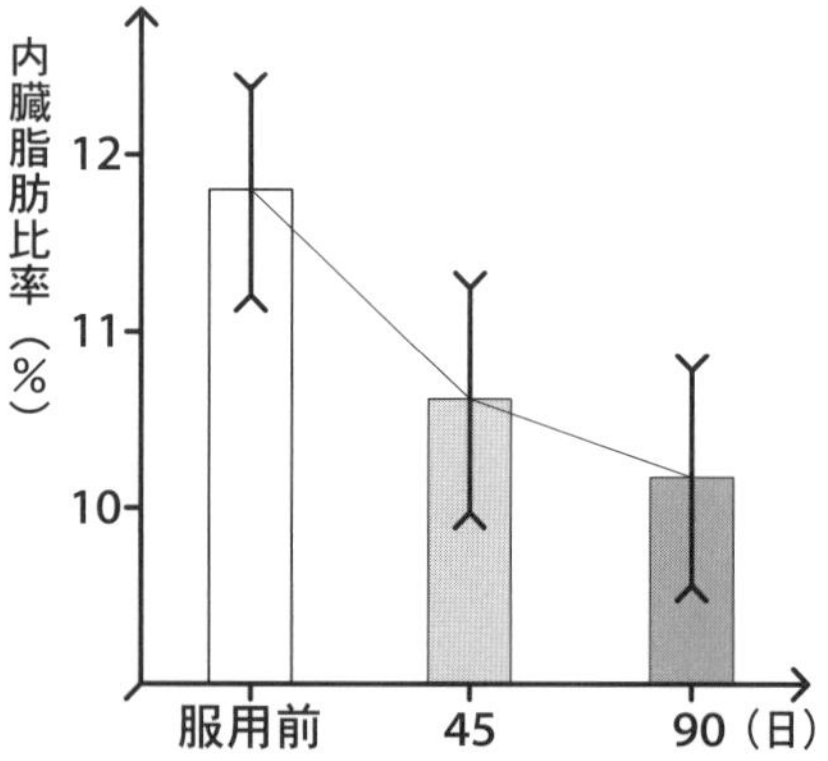

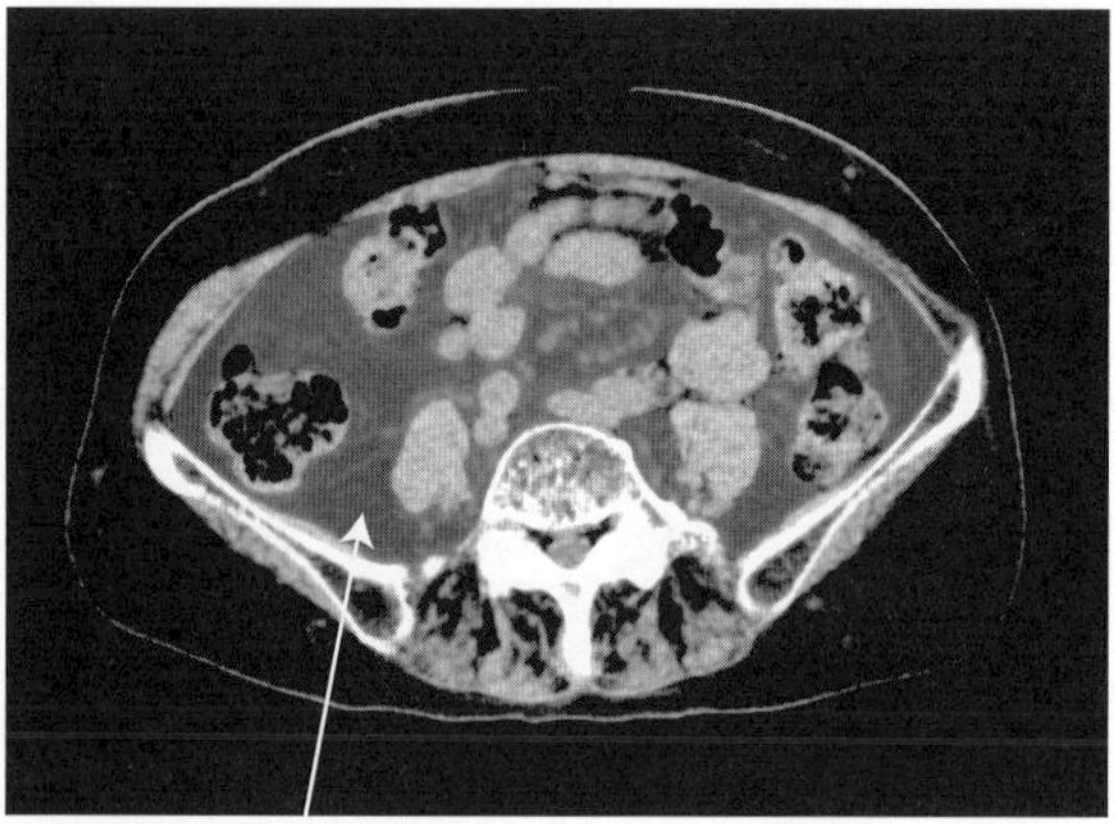

腹部CT画像：グレーに着色されたところが内臓脂肪。

筋肉量のグラフ

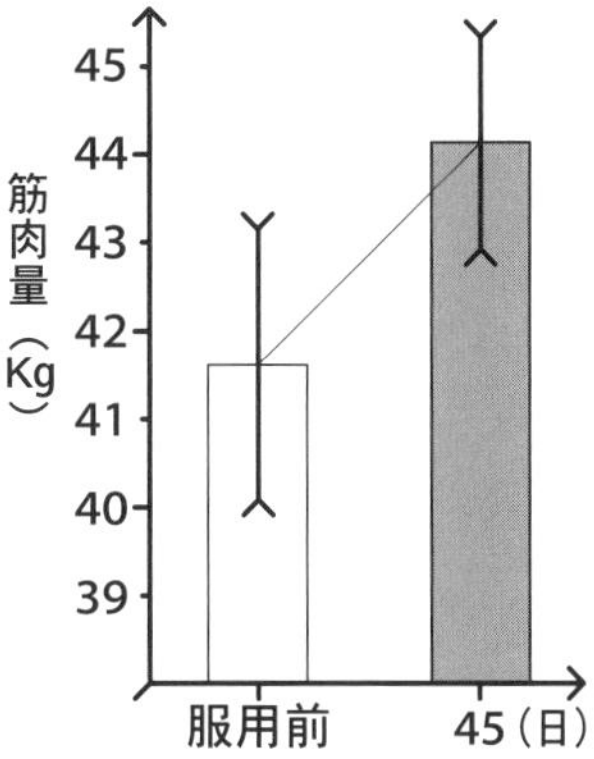

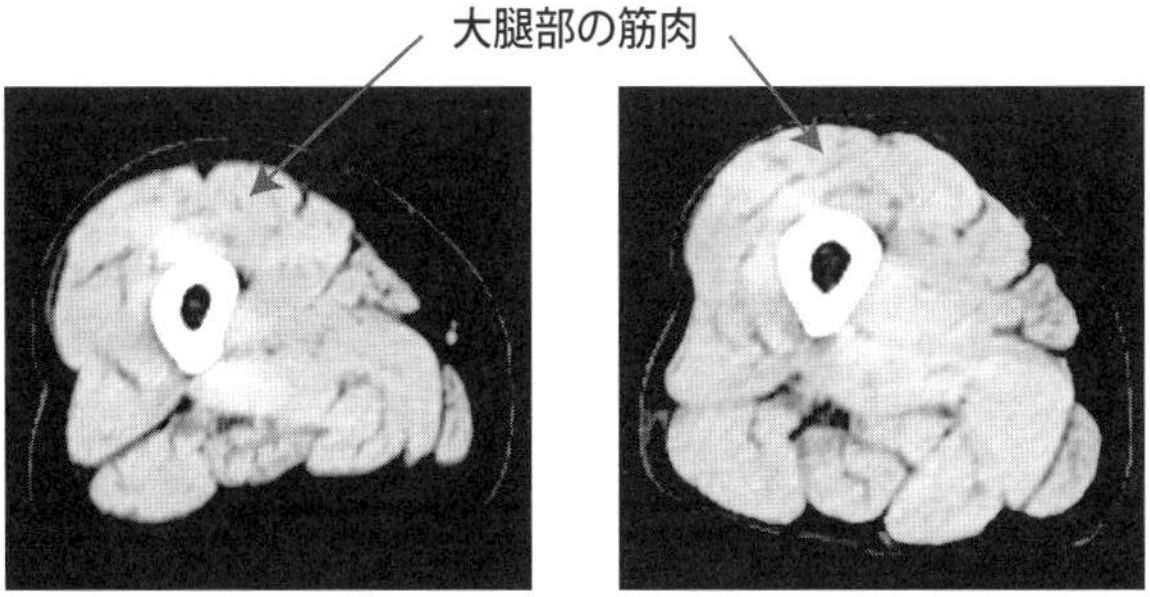

服用前。

服用後45日。
筋肉が増加。

⑤臨床検討結果

・成長ホルモン刺激によって肝臓から分泌されるＩＧＦ―１（インスリン様成長因子）は、投与開始45日目において7・59％（投与前１０３・54＋－１・94　ｎｇ／mℓ、投与後１１１・40＋－２・01　ｎｇ／mℓ）、90日目において16・5％（投与後１２０・47＋－２・10　ｎｇ／mℓ）の増加が認められ、健常人対照群では統計的な有意差は認められません。

・体脂肪は、投与開始45日目において５・57％（投与前34・46＋－１・23％、投与後32・54＋－１・04％）、90日目において９・14％（投与後31・31＋－１・11％）の減少が認められ、健常人対照群では統計的な有意差は認められません。

・同様に内臓脂肪は、投与開始45日目に10・３％（投与前11・84＋－０・66％、投与後10・62＋－０・66％）、90日目において14・27％（投与後10・15＋－０・67％）の減少が認められ、健常人対照群では統計的な有意差は認められません。

・筋肉量は、投与開始90日目において、５・37％（投与前41・88＋－１・28kg、投与後44・13＋－１・24kg）の増加が認められ、健常人対照群では統計的な有意差は認められません。

注）上記の安全性試験ならびに臨床検討については、“Clinical Study Report of GHRP-2

90 Days Phase III Clinical Trial Protocol No.: ECTS/11/001 Final Report - April 28, 2012 Ethicare Clinical Trial Services CRO.”として正式に報告されています。

その他の注意点【追補】

①服用に際し、薬剤タブレットはなるべく飲み込まず、口のなかで溶かして直接粘膜から吸収させるようにしてください。服用10分以内の歯磨き・口ゆすぎは、その効果を減弱することがあります。

②口に含んだまま就寝しないでください。薬剤タブレットの長時間残留・付着によって、一時的に粘膜が荒れることがあります。万一そうした症状が生じた場合には、口を水でゆすぎ、回復まで1～2時間ほどお待ちください。

③歯、歯肉の状況によっては、薬剤タブレットのフレーバー・甘味成分で知覚過敏を生じることがあります。こうした症状が気になる方は、水とともに服用してください。

④服用は原則30歳以上の成人を対象としています。また、前記の疾患等で加療中の人は服

用をご遠慮ください。妊娠中、授乳中の人も同様です。
⑤ドーピング行為と見なされる可能性があるため、各種のスポーツ競技会・公式試合等に参加する人についての服用はお断りしています。
⑥医薬品という性質上、すべての人に効果を保証するものではありません。万一、なんらかの症状が認められた際には、医師による診断をお薦めします。
⑦本剤は吸湿性が高いため、開封後も容器内の乾燥剤は入れたまま服用を続けてください。
⑧本剤は常温保管品です。直射日光のあたる場所、冷蔵庫保管等はおやめください。
⑨保管にあたっては乳幼児、小児の手の届かないところに保管してください。
⑩本剤をネオエイジング治療用途に用いる場合は、医療機関での管理・処方に限定され、通信販売等での入手は不可能な点を事前にご留意ください。また、医薬品としての性質上、事前に効果を保証するものではありません。どうか事前にご承知おきください。

第10章

これが実際のネオエイジング治療

皮膚（肌）の若返りは、表皮最下部の「基底層」から

老化を気にしはじめた人にとって最も関心の高い部位は、顔の肌表面に生じた小ジワやしみ、くすみ、たるみでしょう。肌表面の変化のほとんどは、成長ホルモン分泌の急速な減少が原因です。そこに、日光紫外線などの影響が加わり、複合性の老化病変へと進んでいってしまいます。

紫外線の影響は、成長ホルモンが充分に分泌される20代前半までなら、ほとんど気になりません。成長ホルモンの潤沢な分泌によって各細胞骨格のフィラメントは良好に保たれ、自己修復も充分に可能な時期だからです。

ところが、成長ホルモン分泌が減少しはじめると、細胞骨格のフィラメントの成長が停滞し、細胞のハリが次第に失われていきます。そして、隣り合う細胞に影響が及ぶと、細胞同士のミクロのすき間からさかんに水分が蒸発して、肌がカサつきはじめます。この時期を過ぎると、新たな皮膚細胞に置き換わる間隔（ターンオーバー）が遅くなり、老化細胞の占める割合が急速に高まってしまうのです。

素敵なビジュアルを維持するためには、肌表面へのケアは欠かせません。特に、審美性が要求される顔にとって外観的な若さの維持は、非常に重要なポイントです。

しかし、本質的な若返りを望むなら、肌の表面ばかりに固執してはいられません。肌の表面のみならず、より深いところに位置する細胞への対処が、若さの維持には欠かせないのです。どちらかというと、肌表面に現れてしまった老化性の変化は、ターンオーバーの最終段階。まもなく垢《あか》としてはがれ落ちる寸前の細胞に過ぎません。

当然、そうした細胞へのエイジングケアでは、いつまでたっても肌に対する真のエイジングケアは達成できません。したがって、『ネオエイジング治療』が初めに対象とするのは、表皮最下部の「基底層」となります。この「基底層」を最重要ポイントに定め、『セルアクチン効果』の発現を狙うのです。そして、皮膚細胞の再生を促し、ターンオーバー周期を整えていきます。

もし、こうした対処を忘れて放置してしまうと、肌の表面にはシミやくすみが広がりはじめ、多くの乾燥ジワが目立ちはじめるでしょう。また、特殊な皮膚細胞「メラノサイト（メラニン細胞）」の老化によって肌の色味を出す色素の分布にムラが生じはじめます。すると、シミ・くすみといった色素沈着がより一層、目立つようになるでしょう。

『ネオエイジング治療』が次に狙いを定める対象は、皮膚の奥深くに位置した真皮層以下にある「線維芽細胞《せんいがさいぼう》」です。表面からは目立ちにくい線維芽細胞の老化は、自前のコラーゲン線維やエラスチン、ヒアルロン酸といった皮膚の「ふくよか成分」を大きく減少させます。そのため『セルアクチン効果』で線維芽細胞の数の増加と機能回復を図り、若いころにあった皮膚の弾力性を取り戻します。さもないと、肌全体の張りはいずれ失われ、時間の経過によって大きなシワやたるみの原因になってしまいます。

続いて、冒頭の「頭が小さくなった……」というたとえ話で解説したように、顔の肌全体を裏から支える頭がい骨や表情筋の痩せ防止にも目を向けます。こうした部位にも『ネオエイジング治療』のタンパク同化作用によって得られた『セルアクチン効果』が大きな力を発揮します。老化によって容積の小さくなった骨組織には、骨芽細胞の活動再開による骨量と、その内部に含まれたコラーゲン線維の増加が現れはじめることでしょう。さらには、顔を覆っていた表情筋にも、筋芽細胞の活動再開による新たな筋肉の発達と、機能の改善がもたらされるはず。

このように『セルアクチン効果』は、肌表面のみならず、皮膚の深い層やその周辺、さ

肌細胞とターンオーバー

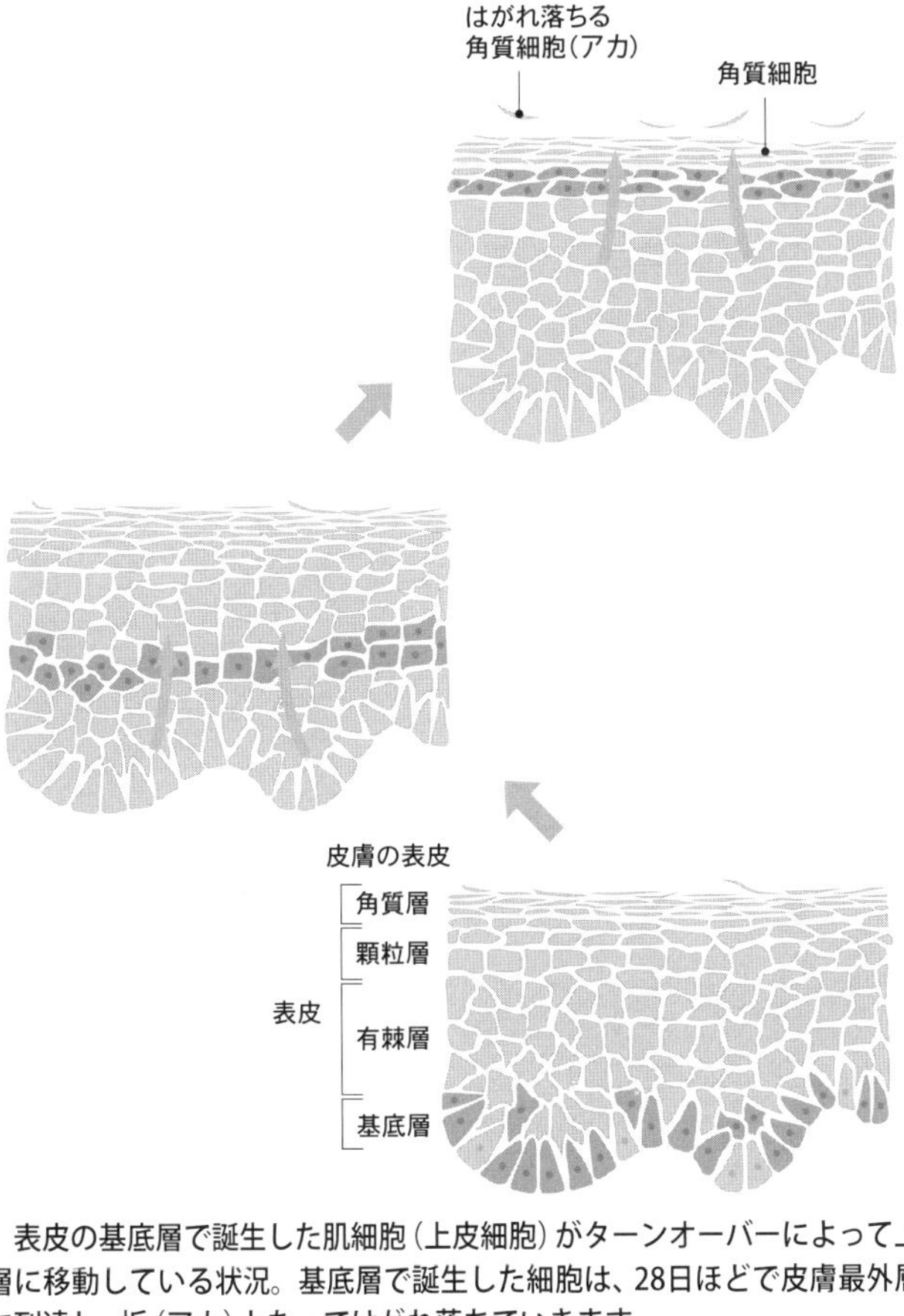

表皮の基底層で誕生した肌細胞（上皮細胞）がターンオーバーによって上層に移動している状況。基底層で誕生した細胞は、28日ほどで皮膚最外層に到達し、垢（アカ）となってはがれ落ちていきます。

らには骨、筋肉といった組織すべて波及していきます。

顔の肌の老化が気になりはじめたなら、ぜひ『ネオエイジング治療』を試してみてください。

【服用量】初めの1週間は就寝前に一回1単位（1錠）、口のなかで溶かして服用。1週間経過後から一回2単位（2錠）に増量し、同様に口のなかで溶かして服用。

【服用期間】6カ月程度の期間を目安に服用。状態を見て1単位（錠）に減量した継続服用も可。

肥満は老化であると認識する

これまで「肥満対策が重要な若返りの一つである」とは、あまり語られてきませんでした。ダイエットと異なり、若返りを主題にした本書にこうして肥満対策の話が出てくること自体、不思議に思った方もいるのではないでしょうか。

しかし肥満は、まさに老化に伴う栄養代謝障害の一つなのです。そして『ネオエイジング治療』によって現れる若返り効果で、おそらく一番早く体感できるのが体脂肪の減少です。これがアミノ酸ペプチド複合剤による特徴的な『セルアクチン効果』の一つであり、「体感型」効果の代表例です。

『ネオエイジング治療』の初期から始まる体脂肪の減少は、このアミノ酸ペプチド複合剤に特徴的な「タンパク同化・脂肪異化作用」によって得られる『セルアクチン効果』によるものです。したがって、従来の肥満治療にありがち（やや無謀）な食事カロリー制限など不要です。自身の体脂肪から割りだした「除脂肪体重」と、日常生活の度合いによって計算された適切なカロリー量を維持すればよいのです。

そもそも「一般肥満」のほとんどは、加齢による成長ホルモンの分泌低下が一つのきっかけとなって始まる病態です。加齢による成長ホルモンの分泌低下は、全身において活発だった若返り現象（細胞の生まれ変わり）を著しく減少させます。そして、個々の細胞の新陳代謝の低下によって体全体のカロリー消費が激減すると、これまではすべて使い切っていたカロリー量さえ余剰となり、無駄な体脂肪の沈着に至るのです。

しかし『ネオエイジング治療』によって得られる『セルアクチン効果』が、過剰となった体脂肪に直接的な影響を与えます。それは、脂肪の燃焼を促す「脂肪異化」作用です。これにより体脂肪の沈着は解消されます。加えて、「脂肪異化」で得られたエネルギーを再利用する「タンパク同化」作用で、細胞骨格の若返りが叶うのです。つまり、適切な食事量を日々維持するだけで、ほかの部位の若返りにつながる可能性があるのです。

余剰な体脂肪が沈着した人であれば、肥満体型の有無は問いません。標準体型に近い軽度～中等度の肥満の方であっても、十分な「痩せ作用」が期待できます。そして、脂肪を燃焼すると同時に肌や筋肉、骨といった全身の細胞が若返り、良好なスタイル作りにも貢献するでしょう。

さて、皆さんは「常識のウソ」ともいうべき一つの問題が、従来の肥満対策に潜んでいることを知っていますか。それは、「運動やエクササイズによってカロリーを多く消費すれば減量できるだろう」という、至極当然そうな思い込みです。

厳密に一日のカロリー消費量を測定すると、運動やエクササイズを行った人と、普通に生活している人とのあいだには、ほとんど差がないことが判明したのです。その理由は、ヒトの一日のカロリー消費量は除脂肪体重に比例していて、運動量とは比例しないこと。さらに、運動やエクササイズで多くのカロリーを消費しても、ほかの一日の生活行動のなかで無意識に相殺されてしまうこと。そういったという性質にありました（いまやこのような「運動やエクササイズによるカロリー消費は、肥満解消に結びつかない」という理論は、「エネルギー消費のパラドックス」と呼ばれ、多くの研究者らに支持されています）。

そうした発見もあって近年、減量目的の運動やエクササイズは、より結果が見えるように、極端ともいえる食事ダイエット法を併用するようになったのです。

ただ、肥満を改善するエクササイズが、かえって骨・関節といった組織に負担を与えること、さらにはエクササイズと併せて実施する必要カロリー量をはるかに下回る食事ダイエットが、各部位の細胞老化を促進すること、これらに注意を払っておかなければなりません。最近流行しているダイエット&エクササイズなどで体験者の写真を見ると、どことなく体の張りが失われ、シワやたるみがかえって目立っているように思えるのも、そうした理由によるものなのかもしれません。

いま現在なんらかの運動やエクササイズを実践している方がいたなら、ぜひ一度、自分のお腹の皮膚をつまんで観察してみてください。痩せはしたものの、お腹を横切るたくさんのシワや皮膚のたるみがあったなら……もしかすると無理な痩身プログラムによって生じた老化のサインなのかもしれません。くれぐれも一時的な飢餓（飢え）による不健康な痩せとならぬよう、より適切なエクササイズ・プログラムをお願いしてみましょう。

【服 用 量】就寝前に一回2単位（錠）を口のなかで最後まで溶かして服用。
【服用期間】3カ月から6カ月を目安に服用。目標体重に達したら服用を中止。
【備 考 1】服用量の増減として体重60kgを越える場合は3単位（錠）も可。
【備 考 2】BMIインデックスが25以上の人に推奨。

【肥満治療の補足】セルライトは消すことができる

肥満症状の一つに「セルライト」の沈着があります。たまに興味を持っていくつかのWebサイトを見てみると、意外な解釈をしているケースが多い印象です。たとえば「セルライトは、一般的なダイエットでは除去することが困難」といった記述です。実際のところ、セルライトも一般的な皮下脂肪も、性質はなんら変わりません。ただ物理的な老化性変化が、皮下脂肪にあのようなデコボコとした沈着スタイルを与えたのです。

セルライトは脂肪の房

発達したセルライト

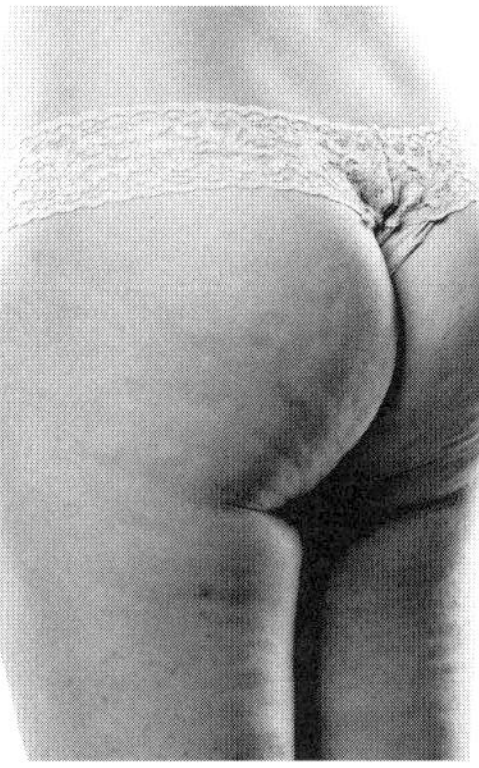

正常例

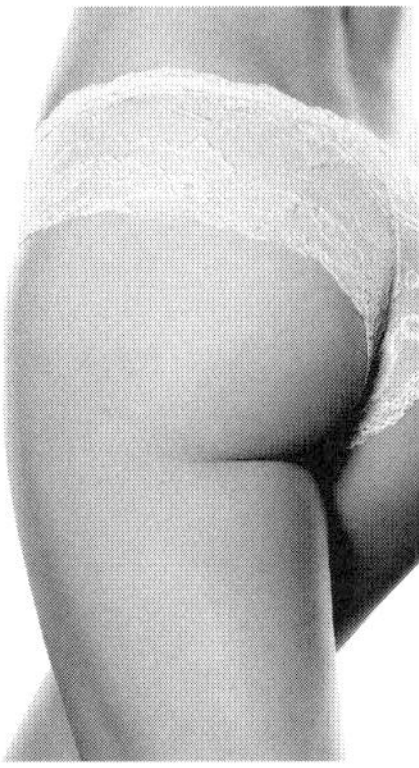

肥大した脂肪細胞と、
老化して硬化したコラーゲン線維

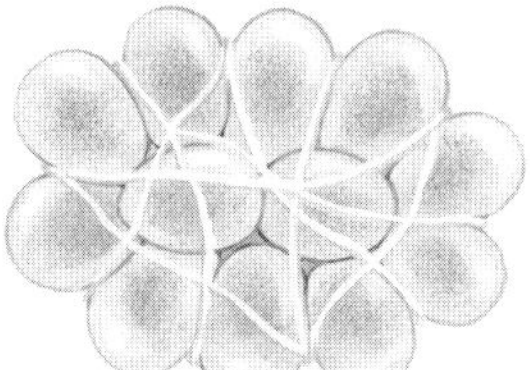

正常大の脂肪細胞と
柔らかなコラーゲン線維

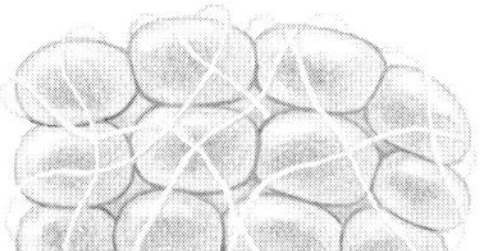

細胞同士を包んだコラーゲン線維に老化が生じると、架橋（クロスリンク）と呼ばれる特有の変化が現れはじめます。すると、コラーゲン線維の柔軟性が失われて固く変成してしまいます。

その状況に加えて肥満による脂肪細胞の増大が生じると、柔軟性の低下したコラーゲン線維によって逃げ場を失った脂肪細胞が外側に突出し、あの特徴的なセルライトが形成されてしまうのです。

ここで少しセルライトの特徴を解説してみましょう。

一般に、普通の細胞は隣り合わせになった細胞同士がぴったりと結合し、多少の外力では離れることもありません。ところが、脂肪細胞の多くは内部に溜まった「脂肪滴」によって丸く膨らんで、隣り合わせの細胞とぴったり結合していないのです。そのため、外力でバラバラにならないように細胞同士は寄り集まり、その周囲を線維芽細胞の分泌するコラーゲン線維（タンパク質）がやんわりと包んでいるのです。

ここまでは通常の皮下脂肪の沈着と同じです。しかし、細胞同士を包んだコラーゲン線維に老化が生じると、架橋（クロスリンク）と呼ばれる特有の変化が現れはじめます。すると、コラーゲン線維の柔軟性が徐々に失われ、次第に伸び縮みのない固い線維へと変化してしまうのです。そのとき、脂肪細胞の集団が柔軟性を失ったコラーゲン線維に包まれていると、あの特徴的なセルライトが形成されることになります。なぜなら、肥満によって膨らんだ脂肪細胞の成長にコラーゲン線維の伸びが追いつかず、その合間から脂肪細胞が押しだされるからです。

もしわかりにくければ、太った脚にきつめの網タイツを履いたところを想像してみるとよいかと思います。おそらくタイツの編み目からは、太ってしまった脚の皮膚が少しずつ

セルライトの構造図

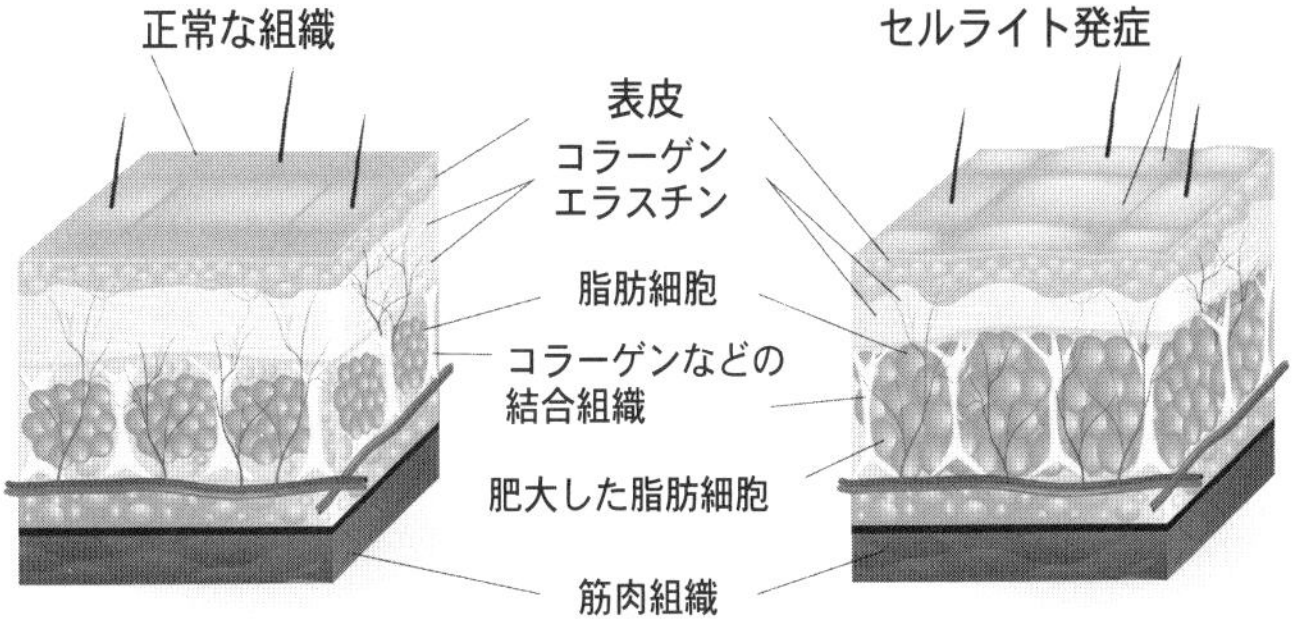

正常な組織では、脂肪細胞が大きく肥大することはありません。しかし、肥満によってセルライトを発症した症例では脂肪細胞が肥大し、周囲の組織を圧迫しはじめます。

また、脂肪細胞を柔らかく包んでいるコラーゲン線維が老化性の変化によって固く、そして収縮するため柔軟性が失われてしまいます。

顔を出しているに違いありません。まさにそのような現象が、皮下脂肪に現れていると思えばよいのです。

もちろん、この対処方法は、前項で解説した肥満の解消方法と全く同じです。

ただ、いくつかの注意点があります。単に脂肪細胞を燃焼させただけでは、再び肥満になった際にセルライトも再発しやすいのです。なぜなら、皮下脂肪にコラーゲン線維を供給していた線維芽細胞に老化性の変化が残っている限り、固くなってしまったコラーゲン線維もそのまま残っている可能性が大きいからです。そのため、脂肪細胞の解消を図ると同時に、線維芽細胞の若返りも念頭に置いた少し長めの治療期間を定めるとよいでしょう。それによって古いコラーゲン線維は吸収されて新たなコラーゲン線維と置き換わり、セルライトは消失するはずです。

【服 用 量】就寝前に一回2単位（錠）を口のなかで最後まで溶かして服用。
【服用期間】通常肥満の治療より1・5倍程度の期間延長が望ましい。
【備 考 1】服用量の増減として体重60kgを越える場合は3単位（錠）も可。
【備 考 2】BMIインデックスが25以上の人に推奨。

急速に衰えが生じやすい筋肉の増強

筋肉に対する若返り治療は、（第2章で話したように）成長のピークが意外に早く到来することを思いだしておきましょう。

たとえば筋力のピークは、男性は30歳ころまで、女性は20歳ころまで。筋肉の衰えは意外に早く始まってしまうのです。もちろん、日頃から適度な運動を心がけている人なら、40歳ころまではピーク値に近い筋力をなんとか維持できるはずですが、そうした努力をしないと、30歳以降になって急激に衰えてしまいます。

一方で、骨格筋の筋肉量も40代半ばには減少しはじめ、ほとんどの人が50歳ごろまでに10％以上を失ってしまいます。さらに、その後は減少率が急速に高まり、なにもしないでいると、いずれ50％近い筋肉量を失ってしまうことでしょう。

このように、筋肉はほかの臓器組織と比べ、老化によって急速に衰えが生じやすいのです。「頭と内臓はまだまだ元気なのに、体の動きだけはままならない」といった事態に陥らないために、日頃から適度な運動は欠かせません。

しかし、この「適度な運動」という表現が、時に誤解を生みます。ほとんどの人が考える適度な運動とは、日頃のウォーキングや簡単な柔軟体操程度に過ぎません。大抵の場合、そのような「適度な運動」だけでは、必要とされる筋肉運動を満たしていないのです。むしろ、漠然とした運動では、単に筋肉の疲労や体力の消耗を招くだけかもしれません。不幸なケースでは、自己流の筋肉トレーニングなどによって腱や関節も痛めてしまいます。もし、自己流の中途半端な運動に終始してしまう恐れがあるなら一度、専門家による適切なエクササイズ・プログラムの策定をお願いするのも一つの方法です。

歳をとって一番に衰えるのが、速筋という瞬発力を発揮する筋線維です。その筋線維が老化してしまうと、なにかにつまずいた際にとっさに体勢を立て直すことができず、非常に転びやすくなってしまうのです。逆に、ゆったりとした筋肉運動を担うのが遅筋《ちきん》と呼ばれる筋線維ですが、こちらは老化の影響をあまり受けません。

なお、細かいエクササイズ・プログラムを提供する施設や専門性の高い施設では、速筋や遅筋といった区別にとどまらず、インナーマッスルという「深部筋肉」への対策を講じているところもあります。

このように、エクササイズの場所を選ぶ際には、その施設が筋肉特性を理解しているかの確認が重要なポイントになると考えます。

ここまで気を使う背景には、ほかの臓器には見られない、筋肉細胞に独特の特徴があります。

既述のように、筋肉の細胞骨格のほとんどは、アクチンと、それに組み合わさるミオシン

加齢による筋肉の変化

若年者の筋肉

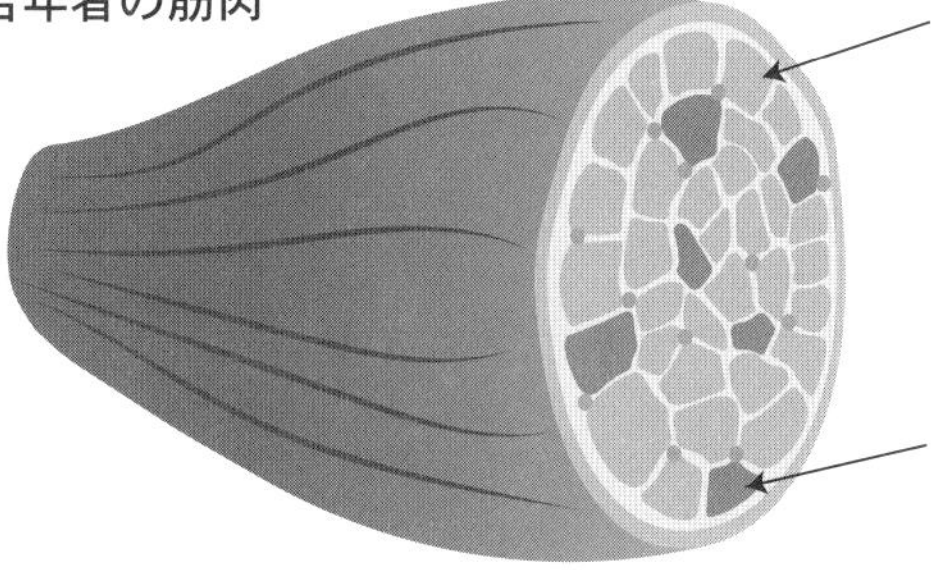

高齢者の筋肉

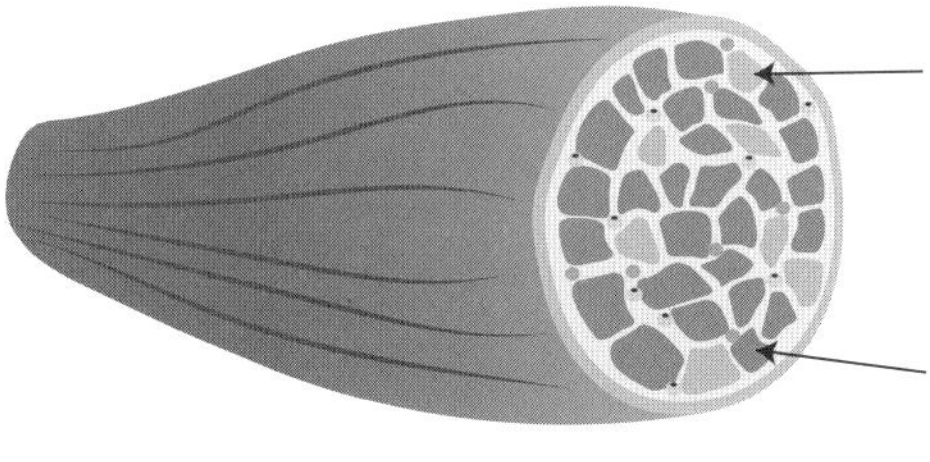

若い筋肉では解糖系の速筋線維が発達し、その径も十分に維持されています。しかし、高齢者の筋肉では速筋線維の数とその径は減少し、代わってATP合成を担うミトコンドリアを多量に含んだ遅筋線維が増加するという特徴があります。

そのため、高齢者では瞬発的な筋肉運動を得意とする速筋線維の減少により、つまづいたり、転んだりする危険性が増加していくのです。

というモータータンパクによって作られています。そして、筋肉に対するエネルギー供給は、運動の種類によって異なり、ミトコンドリアが作りだすエネルギー物質ＡＴＰや、ブドウ糖への理解が必要となります。

そのため、筋肉の衰えを防ぐには、適度な運動負荷、ミトコンドリア機能の向上に加え、新たな筋線維（フィラメント）の補充と再生が欠かせません。成長ホルモン分泌によって生じる『セルアクチン効果』が、ほかの臓器に比べてさらに重要になってくるのです。

さて、筋肉の増強・維持を目的とした『ネオエイジング治療』では、美容を目的としたときとは異なり、治療当初から通常量を服用することが推奨されます。それによって得られる筋肉の増強効果は明らかで、特に瞬発力を発揮する速筋線維や、姿勢維持に重要なインナーマッスルには効果的な増強が図れることでしょう。

ただし、以前の章でお断りしたように、『ネオエイジング治療』で用いるアミノ酸ペプチド複合剤は、日本においてもドーピング規定に抵触しうる効果を有した医薬品です。そのため、現役のスポーツ選手ではないことを大前提に当医療プログラムを利用されるよう、どうか充分な事前の理解をお願いします。

【服 用 量】就寝前に一回2単位（錠）を口のなかで最後まで溶かして服用。
【服用期間】3カ月から6カ月を目安に服用。筋量を見て1単位（錠）に減量した継続服用も可。
【備 考 1】服用量の増減として体重60kgを越える場合は3単位（錠）も可。
【備 考 2】運動負荷による筋肉増強を図る場合には、就寝前でなくエクササイズの1〜2時間前服用も推奨（エクササイズの無い日は就寝前服用）。

骨の若返りにはネオエイジング治療が極めて有効

骨の老化は非常にゆっくりと進行するため、皮膚より20年ほど遅れて症状が出はじめます。

体重の10〜12%を占める骨は非常に硬い組織で、細胞があるようには見えないため、「無機質な物によってできている」と思っている方も多いのではないでしょうか。

ところが、骨はカルシウムを主体としたミネラル成分と、骨芽細胞が分泌するコラーゲン線維によって作られた「骨基質」が主体の、極めて生物学的な複合組織です。鉄筋コンクリートの建物を想像してみてください。鉄筋に相当するのが、骨芽細胞が分泌するコラーゲンという棒状のタンパク質線維。鉄筋と鉄筋のすき間を埋めるコンクリートに相当するのがカルシウムであり、リン酸との反応によってハイドロキシアパタイトという結晶構造が作り上げられています。

このように、骨の強度を維持する中心が基質と呼ばれるコラーゲン繊維であり、健康な骨芽細胞によって、新しい線維へとめまぐるしく入れ替えが行われています。

コラーゲン線維は骨容積の25％ほどでありながら、重量では50％もの量を占めています。そのうえで骨全体はリモデリングという若返り現象によって年間に20～40％程度が入れ替わり、頑丈な構造が維持されているのです。

しかし、加齢によって成長ホルモンが急速に減少しはじめると、骨芽細胞を作っている細胞骨格のフィラメント線維も急速に老化しはじめます。すると、その細胞から分泌されるコラーゲン線維の量も減少してしまい、リモデリングと呼ばれる新たな骨への置き換えが困難になってしまうのです。

ここで、先ほどの比率から骨全体におけるコラーゲン線維の含有量を計算してみましょ

骨の構造と骨細胞

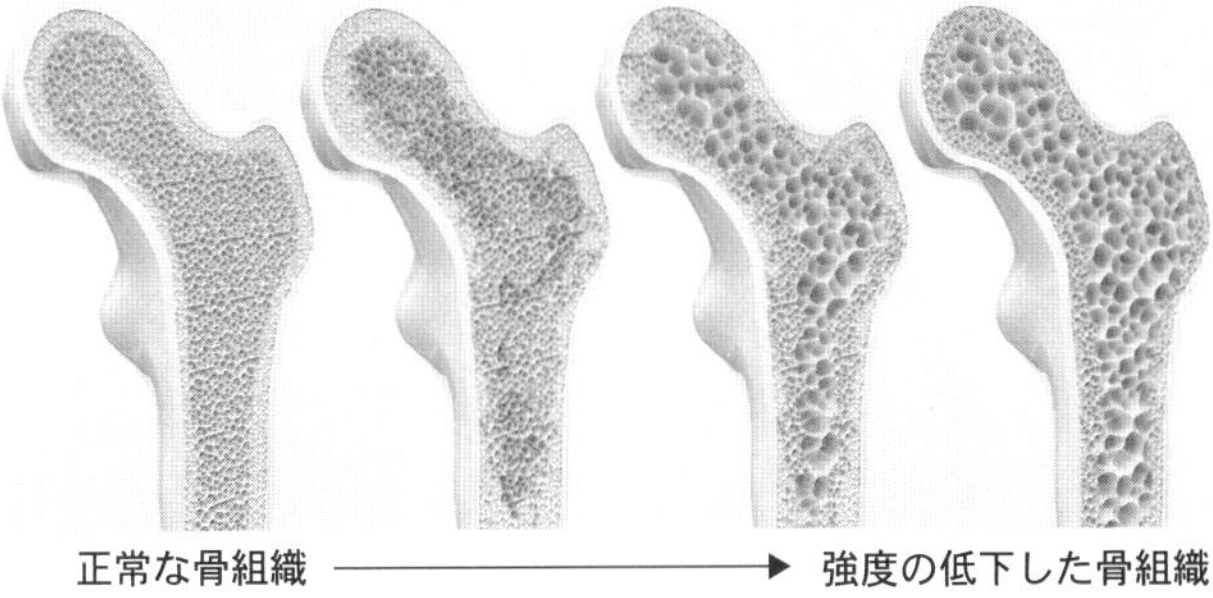

骨はカルシウムを主体としたミネラル成分に加え、骨芽細胞が分泌するコラーゲン線維によって作られる骨基質が主体となった、極めて生物学的な複合組織です。

しかし、加齢による成長ホルモンの急速な減少によって、骨芽細胞の内部にある細胞骨格フィラメントが急速に老化しはじめます。すると、その細胞から分泌されるコラーゲン線維が減少し、新たな骨の再生が困難となって徐々に強度も低下してしまうのです。

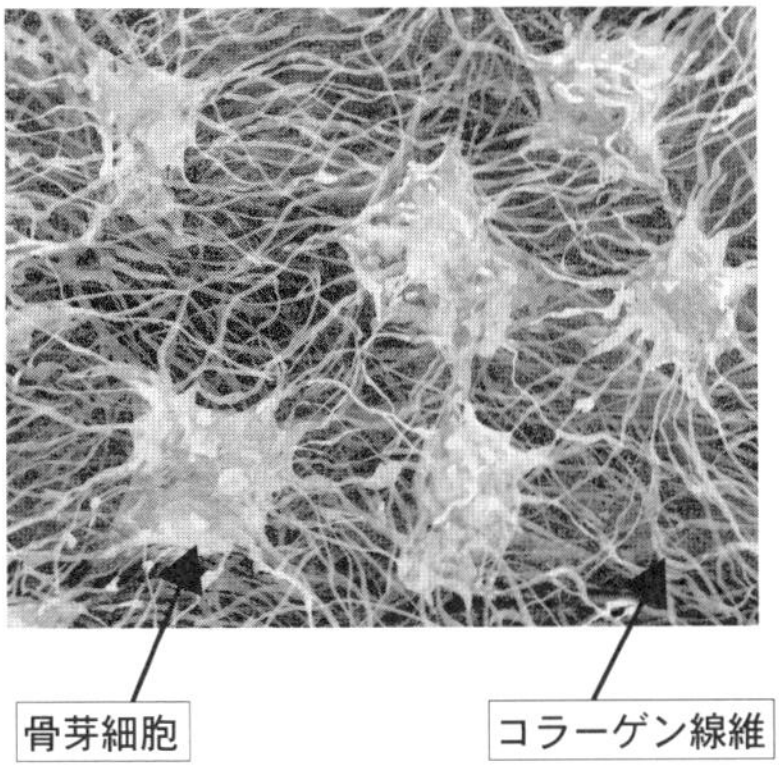

骨自体は非常に硬い組織であり、そこには細胞があるように見えません。そのため、単に無機質な物質によって作られると考える人も多いのです。

しかし、実際には骨芽細胞が分泌するコラーゲン線維によって隙間が充填され、その強度を保っているのです。

う。たとえば50kgの女性なら骨重量はおよそ5〜6kg。その重量のおよそ50％がコラーゲン線維だと考えると、骨全体で3kg近く保持していることになります。世の中にはコラーゲン線維を含有したサプリメントが多数販売されていますが、それらによって摂取できるコラーゲン線維の量は、一日にせいぜい数グラム程度に過ぎません。それを考えると、いかに骨芽細胞が分泌する自前のコラーゲン線維によって生じるリモデリングが重要であるかに気づくことでしょう。骨の若返りには細胞骨格の改善と再生を図る成長ホルモン分泌の増加対策、すなわち『ネオエイジング治療』によって得られる『セルアクチン効果』が欠かせないのです。

なお、女性では、加齢に伴う更年期障害や骨粗しょう症の改善に女性ホルモン補充療法が盛んに行われています。しかし、女性ホルモンの補充療法によって発生することの多い血栓症や発がんなどの重大な副作用を考えると、けっして若返り治療への応用は適切ではないと考えます。

【補足】骨のリモデリング（Re-modeling）とは

古くなった骨が「破骨細胞」という骨細胞に吸収され、次いで骨芽細胞という骨細胞が作りだす新しい骨で充填されることで若返る現象。骨吸収を促進する原因は老化による成長ホルモン分泌の減少であり、その促進因子としては女性ホルモン（エストロゲン）の欠乏が注目されています。

【服用量】初めの1週間は就寝前に一回1単位（錠）、口のなかで溶かして服用。1週間経過後から一回2単位（錠）に増量し、同様に口のなかで溶かして服用。

【服用期間】6カ月程度を目安に服用。症状を見て1単位（錠）に減量した継続服用も可。

関節／軟骨の再生を促す

歳をとると多くの人が、なにかにつけて「体が硬くなった」と実感するようになります。体の各部位で運動に関わっている組織の柔軟性低下が原因と考えられています。なかでも運動に関わる筋肉・骨組織や皮膚、結合組織といった、コラーゲン線維が豊富に含まれている細胞の関与が大きいとされます。

このコラーゲン線維は、加齢により変性します。特に、コラーゲン線維にクロスリンクという結合の変化が生じると、柔軟性が著しく低下してしまうのです。

また、日本人は床に座ることが多く、ひざの「過屈曲」によって関節の軟骨細胞に常に大きな圧力がかかります。若いころは、そうした部位の軟骨細胞自身がコラーゲン線維やヒアルロン酸、グルコサミンといったタンパク質を分泌するため、ある程度の「外力緩和」が可能です。しかし、成長ホルモン分泌が減少しはじめると軟骨の細胞骨格が劣化、フィラメント線維の大幅な減少によって細胞の再生すら停滞してしまいます。すると、軟骨細胞におけるコラーゲン線維やヒアルロン酸などの生産が同時に低下してしまい、関節の保護機能が失われてしまうのです。

こうしたケースにも『ネオエイジング治療』によって生じる『セルアクチン効果』が軟骨の細胞骨格を再生し、軟骨の再生を促す重要な役割を担います。

【服 用 量】初めの1週間は就寝前に一回1単位（錠）、口のなかで溶かして服用。1週間経過後から一回2単位（錠）に増量し、同様に口のなかで溶かして服用。

【服用期間】6カ月程度を目安に服用。痛み症状を見て1単位（錠）に減量した継続服用も可。

頭髪の脱毛、白髪化には早期に対応する

頭髪は、一本一本すべてが「毛包」と呼ばれる毛根単位によって作りだされています。毛包の「バルジ領域」と呼ばれる部位に備わった毛母幹細胞が新たな細胞を生みだし、それが毛包下部に送られて「毛母細胞」になることから始まります。毛包下部にこの毛母細胞が多数配置されると、細胞分裂によって作られた細胞が毛穴に向かって次々と押し上げられていきます。これらの細胞は、毛包内部で毛母細胞が生みだしたケラチンという中間径フィラメントを主とする細胞です。

この細胞はやがて一本の頭髪となって頭皮の外へ送りだされていきます。こうした一連の現象が一生を通じて何度も繰り返されることで、充分な量の頭髪を維持しているのです。ところが、毛母細胞に加齢の影響が及ぶと細胞分裂にも支障が生じ、ケラチンの生産が困難になります。すると、毛母幹細胞が毛母細胞の供給も盛んに繰り返すようになります。

こうした毛母細胞の繰り返し供給は毛母幹細胞の負担となり、次第に毛母幹細胞自体の消失や毛包の縮小化（ミニチュア化現象）が始まるのです。

もう一方の、頭髪の着色といった現象は、同じくバルジ領域の色素幹細胞から新たな細胞が生みだされ、毛包下部に送られてメラノサイト（色素細胞）になるところから始まります。毛包下部に形成されたメラノサイトは、メラニン色素を生産するようになり、毛母細胞によって作られた無着色のケラチン線維を自分の髪色を染めていくのです。こうした一連の現象の繰り返しと毛母細胞との連携によって、そのヒト固有の色合いを持った頭髪が作りだされます。

しかしながら、メラノサイトにも加齢の影響が及ぶとメラニン色素の生産は減少し、色素幹細胞からの新たなメラノサイト供給が余儀なくされてしまいます。すると、色素幹細胞の負担増加は毛母幹細胞と同様に早い段階から幹細胞の消失をもたらし、やがてはメラノサイトも枯渇してしまうのです。

このように、頭髪の細胞も一般の皮膚細胞と同様の老化性変化が避けられません。先にケラチンを生みだす毛母細胞に老化が訪れたなら、頭髪は細くなって強度も低下しはじめます。さらに老化の度合いが進んでしまうと、毛包のミニチュア化という現象によって幹

ミニチュア化と白髪化

脱毛に伴うミニチュア化

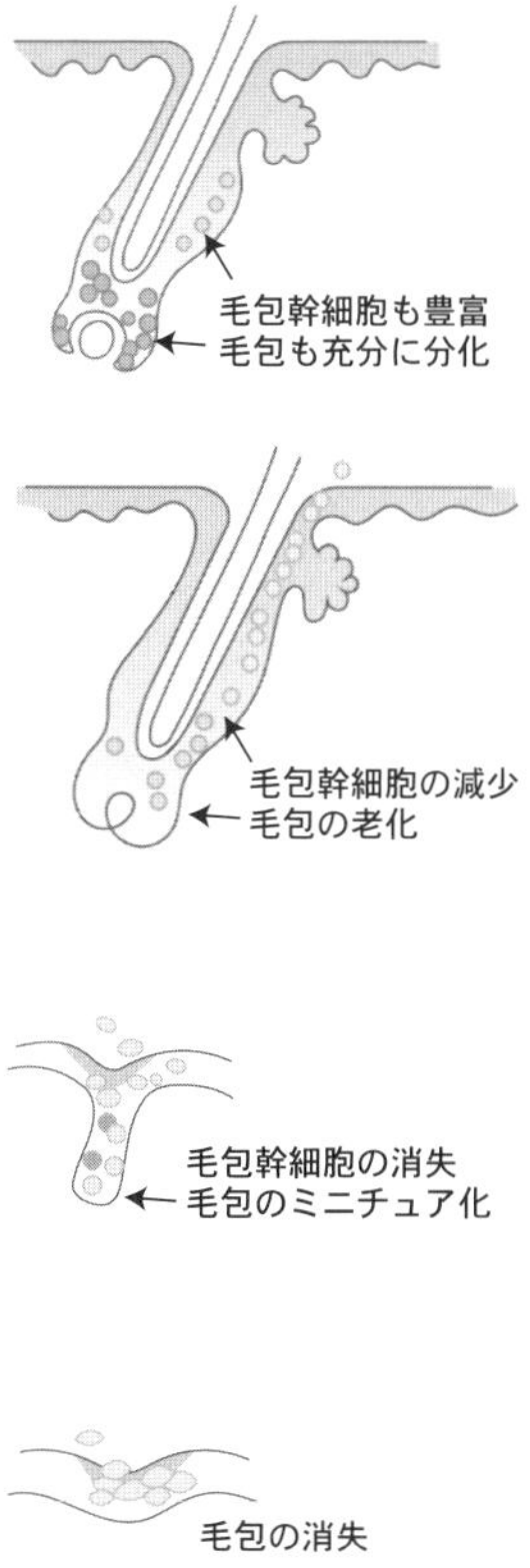

幹細胞枯渇による白髪化

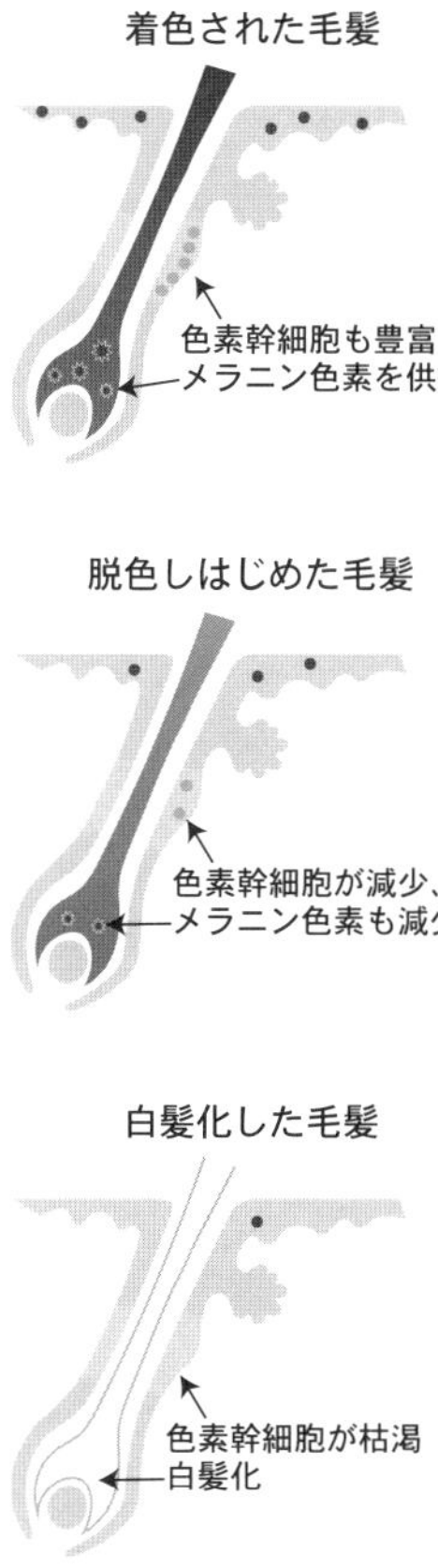

細胞も消失し、頭髪を作りだすことができなくなります。

また、先にメラニンを生成するメラノサイトに老化の影響が出はじめる場合もあります。この場合は、頭髪に供給するメラニン色素の減少によって白髪が増えはじめ、やがてすべてのメラノサイトが機能を停止すると全白髪になってしまうのです。

こうして老化を来した頭髪の細胞にも、脱毛や白髪に気づいた比較的早期の段階から『セルアクチン効果』を狙った『ネオエイジング治療』が有効です。なぜなら、老化の進んだ毛包の状態を長く続けてしまうとそれぞれの幹細胞も早期に消失してしまい、新たな毛包の再生が困難になるからです。

もちろん、すでに使用中の育毛剤があれば、それとの併用もなんら差し支えありません。ぜひ、『ネオエイジング治療』による『セルアクチン効果』で頭髪の改善を目指してみてください。

【服　用　量】初めの1週間は就寝前に一回1単位（錠）、口のなかで溶かして服用。1週間経過後から一回2単位（錠）に増量し、同様に口のなかで溶かして服用。
【服用期間】6～12カ月程度の期間を目安に服用。髪質を見て1単位（錠）に減量した継続服用も可。

注：発症に男性ホルモンが大きく関与している男性型脱毛症（androgenetic alopecia;AGA）への適応検討は行っておりません。

歯・口腔／歯ばかりではなくあごの骨にも注目

エイジングケアの対象として忘れがちなのが、歯です。口腔・歯科領域における老化トラブルの代表例は、なんといっても歯周病（歯槽膿漏《しそうのうろう》）です。

私たちの歯は、それぞれが健全な上あご・下あごの骨（歯槽骨）と、同じく健全な歯肉によって強固に支えられていますが、40歳を過ぎるころになると、老化性の変化がむしばみはじめます。なかでも一番深刻なのが、あごの骨の痩せと、それにともなう歯肉の後退です。

こうした現象は、老化による成長ホルモン分泌の急速な減少が、あごの骨にもリモデリング不全をもたらすためと考えられています。すると、歯のぐらつきが歯周組織に炎症を引き起こし、さらに、歯の固定も失って支持力はどんどん低下してしまうのです。こうなると、たとえ柔らかいものを選んで噛んだにせよ、もはや咀嚼によって生じる痛みとぐらつきから逃れることはできません。そうした炎症の継続は歯槽膿漏へと進み、常に歯ぐきから出る膿《うみ》と臭いに悩まされるようになるのです。

だれしも症状の出はじめは、歯科医のブラッシング指導に従って口腔ケアに取り組むことでしょう。ところが、大抵無駄な努力に終わってしまいます。結局は歯槽膿漏を経て、いずれは抜歯せざるをえなくなります。

このような状況になった場合、二つの対処方法を考えなくてはなりません。一つ目は、いかにしてあごの骨の痩せを防ぐか。二つ目は、歯を失った場合にどう対処するかということです。

一つ目の対処方法に有効なのが『セルアクチン効果』によって歯を支えるあごの骨の再生・若返り強化を狙った『ネオエイジング治療』です。いままで観察した症例では、ぐらついて痛んでいた歯が、治療を始めて3カ月ほどすると自然と治まりはじめました。さらに、そのまま治療を続けていると6カ月後には口のなかの炎症が消え、歯槽膿漏の症状が消失してしまったのです。その後は固い食べ物だけに注意しつつ日常の口腔ケア・歯磨き

あごの骨（歯槽骨）の変化

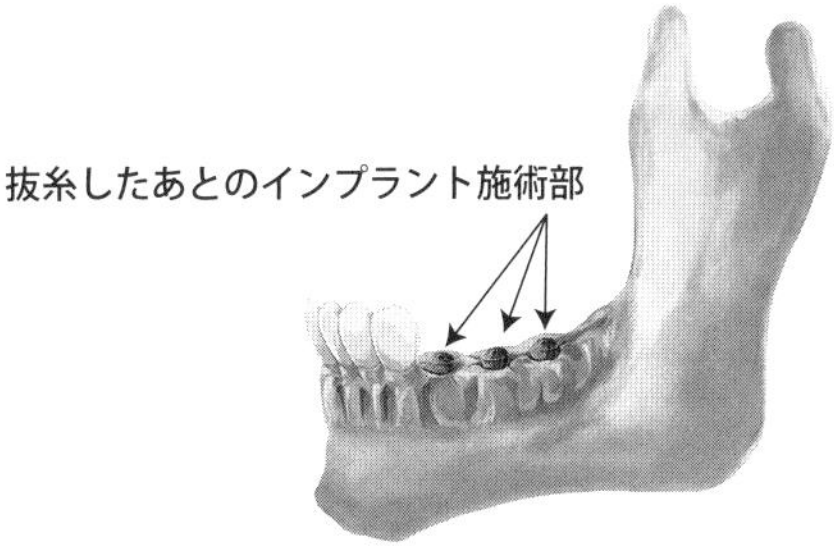

老化性の変化はあごの骨（歯槽骨）ならびに歯肉の「痩せ」をもたらし、歯の根元が徐々に露出しはじめるようになります。

このような変化は、日頃メンテナンスの不十分な部位に歯槽膿漏をもたらしはじめ、いずれ抜歯を経て入れ歯、もしくはインプラント治療などの医療対処が必要になってしまいます。

を励行し、1年ほど経過するとすっかり治っていました。大がかりな歯科治療を始める前に、ぜひ一度『ネオエイジング治療』を試してみてください。

二つ目の対処方法が、抜歯後に歯のインプラント治療を選んだ場合の対策です。

ここでもし通常の歯科治療として義歯（入れ歯）を選んだ場合は、その後の対策は特にありません。老化に伴って進んでいくあごの骨・歯肉に併せ、何度か義歯を作り替えていくだけだからです。

しかし、機能と審美的な外観を重視するなら、インプラント治療を行う以外に選択肢はありません。ただし、インプラント部位の特徴によって『ネオエイジング治療』の必要性が生じてきます。

まず、インプラント治療をわかりやすく説明してみましょう。インプラント治療における一番の特徴は、新しい歯の軸となる「チタン金属と骨との融合」です。これは、それまでの歯科領域にはない生物学的な歯の再固定方法で、「オッセオ・インテグレーション」と呼ばれます。そのため、本来は異物として免疫機能によって排除されてしまうチタンと、生体であるあごの骨との融合維持が、非常に重要となってくるのです。

インプラント治療は、ドリルによってあごの骨に穴を開けるところから始まります。そのうえで歯槽骨に軸となるチタンの構造物を設けます。これで人工歯を装着することが可能になるのです。その結果インプラント歯を挿入した局所にも、生来の歯があったときと同様の口腔ケアの必要性が生じてくるのです。

ところが、歯科インプラントのチタン金属とあごの骨とのあいだには、非常に微妙な骨のリモデリング環境が作りだされることになります。しかも、新しく装着したインプラントの長期維持には、常に要となるチタン軸とあごの骨が強固に固定されなければなりません。もし、こうした固定が弱まってしまうとインプラントもぐらついてしまい、そのすき

インプラントの特徴

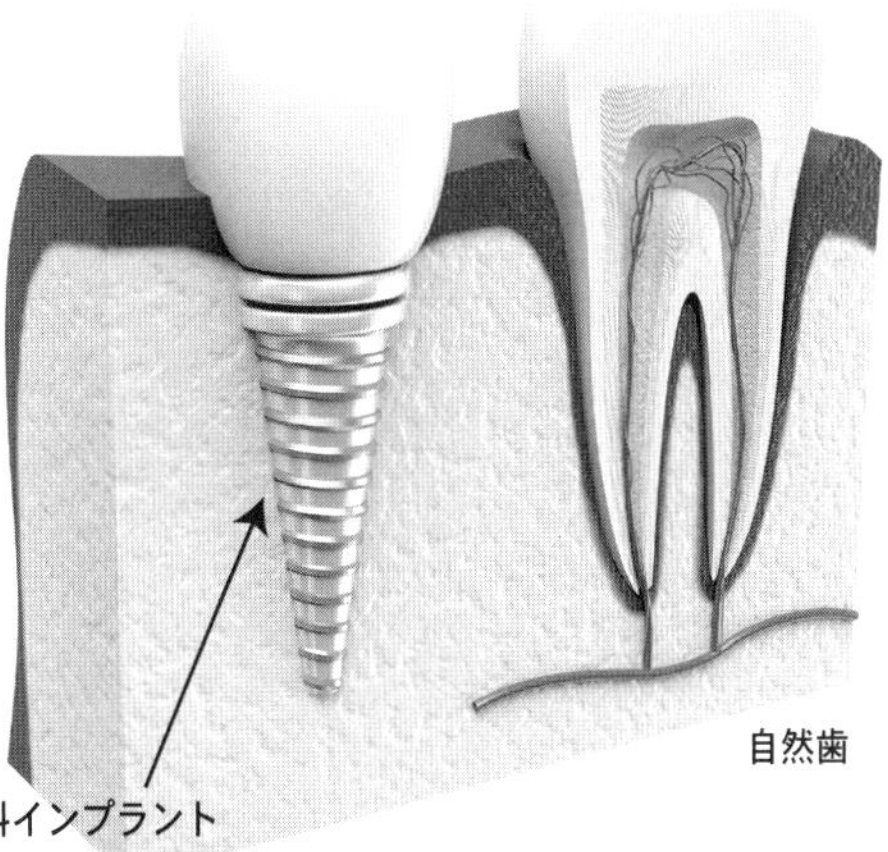
炎症・感染症の影響が
骨髄に直接及びやすい。

自然な歯は、歯肉によって隔てられた状態で歯槽骨に埋没しています。そのため、老化によって歯がぐらついて炎症を生じても、その影響が直接骨髄に及ぶことはほとんどありません。

その一方で、歯科インプラントは歯槽骨に直接埋没させて固定されています（その関係をオッセオ・インテグレーションという）。そうした特徴により、老化によって歯槽骨に痩せが生じた場合の感染症対策は、日頃からの良好なメンテナンスが重要となります。

そのため、歯槽骨の痩せ対策を目的としたネオエイジング治療の併用は、非常に有益な対処方法であると考えます。

間から細菌の侵入を許してしまうからです。細菌が侵入すると、それによって生じる炎症によってチタンとあごの骨の結合（オッセオ・インテグレーション）が破綻しかねないのです。

そこで、それを防ぐコツがあごの骨のリモデリング強化、すなわちあごの骨の老化を防ぐ『ネオエイジング治療』です。それによってあごの骨の若さを維持することができたなら、そもそもの老化による歯槽膿漏を防ぐ、あるいは発症を遅らせることができるでしょう。

もちろん、なかでも重要なのが歯槽膿漏による歯のぐらつき防止、および歯科インプラント治療後のぐらつき防止であり、感染症の回避です。それにより、特に『ネオエイジング治療』と『セルアクチン効果』が骨のリモデリング強化と健全なあごの骨の維持をもたらし、歯科インプラントの長期安定化につながっていくことでしょう。

【服 用 量】就寝前に一回2単位（錠）を口のなかで最後まで溶かして服用。
【服用期間】3カ月から6カ月を目安に服用。症状を見て1単位（錠）に減量した継続服用も可。

性機能／精神的・肉体的な満足感のために

男女を問わず、加齢による性機能の減弱～消失といった現象は避けられません（ただ、個人差が非常に大きく、何歳まではどの程度、それ以降は……といった基準はありません）。特に、男性における性機能障害の問題は、ストレスフルな現代社会を反映してか、年々深刻化しています。そして、機能改善剤としてバイアグラなどの各種ＥＤ治療薬が一般的に知られるようになりました。

しかし「ＥＤ治療薬」イコール「性機能改善剤」あるいは「精力剤」と勘違いしている人が多いのが実情です。こうした医薬品はあくまで血管拡張作用を利用し、性交渉時の物理的な形状維持を目的とするものに過ぎません。そもそも本人に性的意欲の減退があった場合、たとえＥＤ治療薬を大量に服用したとしても、なんら精神的・肉体的な満足感は得られないでしょう。

『ネオエイジング治療』は、こうした症状に対しても優れた効果を発揮します。成長ホルモン分泌の増加が、副腎や精巣にある男性ホルモンの分泌細胞に若返りをもたらすからです。さらに、精巣の細胞分裂も回復するためだと考えられています。

ただ、難点をいうなら、治療開始直後から効果が得られるわけではないという点です。ホルモン細胞が若返るまで2週間～3カ月程度を要するからです（開始年齢によって異なります）。しかし、一度効果が出はじめたら、ほとんどの男性が効果を実感することでしょう。

もちろん、状況によってはＥＤ治療薬を併用することもなんら問題はありません。加えて、性機能の減退と同時に生じがちな夜間頻尿に対しても、優れた改善効果が報告されています。

一方、骨の若返り対策の項でも説明したとおり、女性においても加齢に伴う女性ホルモンの減少は無視できません。40代半ばを過ぎると卵巣の機能が大きく低下してしまい、若いころのような女性ホルモン分泌は維持できません。

こうしたホルモンは、性機能として月経や妊娠をコントロールする以外に、骨量の維持、自律神経の安定、記憶力の維持といった重要な働きを担っているため、女性の平均寿命が85歳を越える現状を考え合わせると、『ネオエイジング治療』による「プラス10年の余裕」といった視点の対策も重要になってくるでしょう。

そして、『ネオエイジング治療』によって有意義な『セルアクチン効果』が得られたなら、

性腺ホルモンの男女差

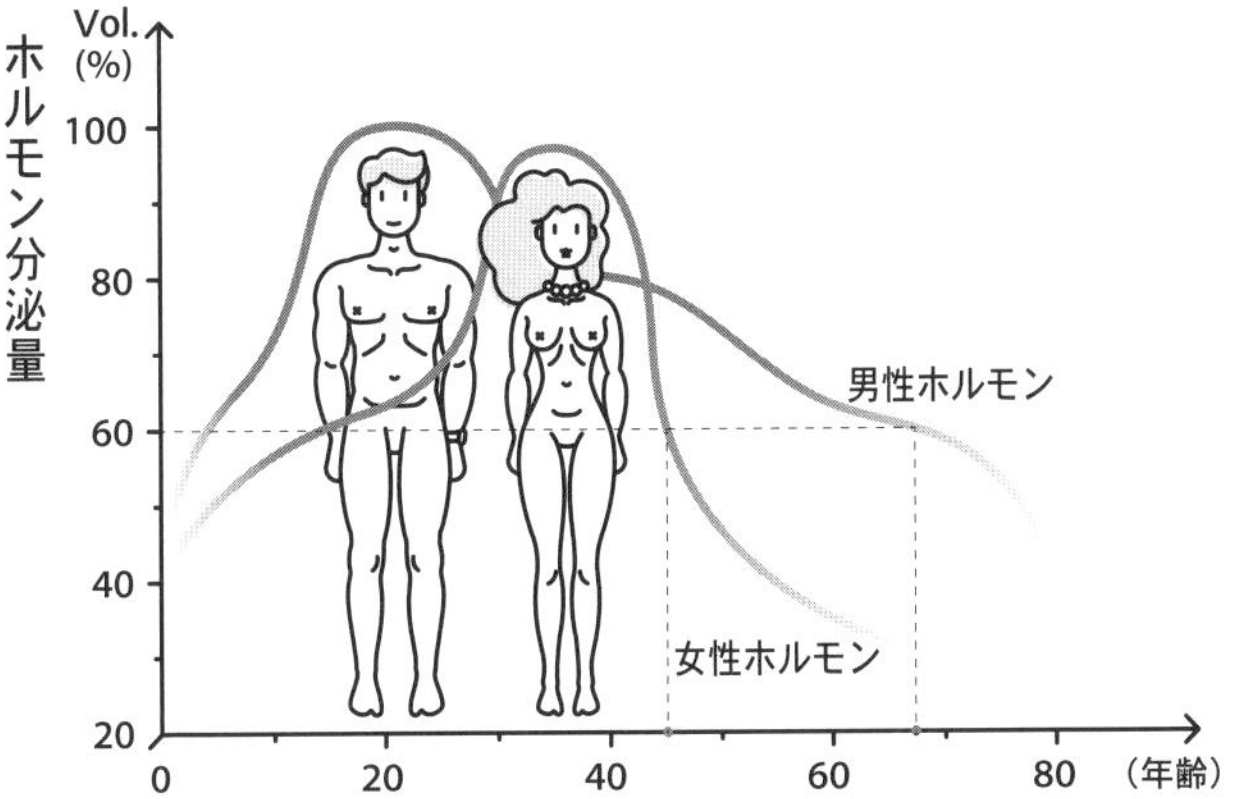

性腺ホルモンの分泌量には大きな男女差があります。男性では60歳代後半までピーク時の60%を維持しているのに対し、女性では40歳も半ばでその数値を下回りはじめます。

そのため、ネオエイジングによる性機能改善の体感度に関していえば、男性において非常に得やすく（体感しやすい）、女性では効果がやや劣る（体感しにくい）といった傾向があります。しかしながら、内面的な機能の回復（たとえば各種のホルモン分泌細胞など）に関していえば、ほぼ同等だと考えられています。

女性ホルモン分泌細胞の機能も復活すると考えられます。

【服用量】就寝前に一回2単位（錠）を口のなかで最後まで溶かして服用。
【服用期間】6カ月を目安に服用。以後、状況を見ながら希望により継続服用も可。

ゲノム系の対策と、エピゲノム系の対策

さて、ここまで紹介してきた「若返り細胞」の話は、〝ヒトの体の物理構造を若返らせる〟方法についてのお話で、専門的にいうと「ゲノム系」の対策になります。

実は、若返りにはもう一つ、〝遺伝情報エラーの修復〟という方法があり、こちらは「エピゲノム系」の対策になります。

つまり、ヒトの若返りには「細胞の物理的な構造」の若返りと、ヒトの設計図となる「遺伝情報エラーの修復」による若返りの二つがあるのです。もし、エピゲノム系にも興味が沸きましたら、本書と同じＮＥＯ　ＡＧＩＮＧシリーズの『若化！　医師が見つけた若返

ゲノム／エピゲノム、二つの若化対策

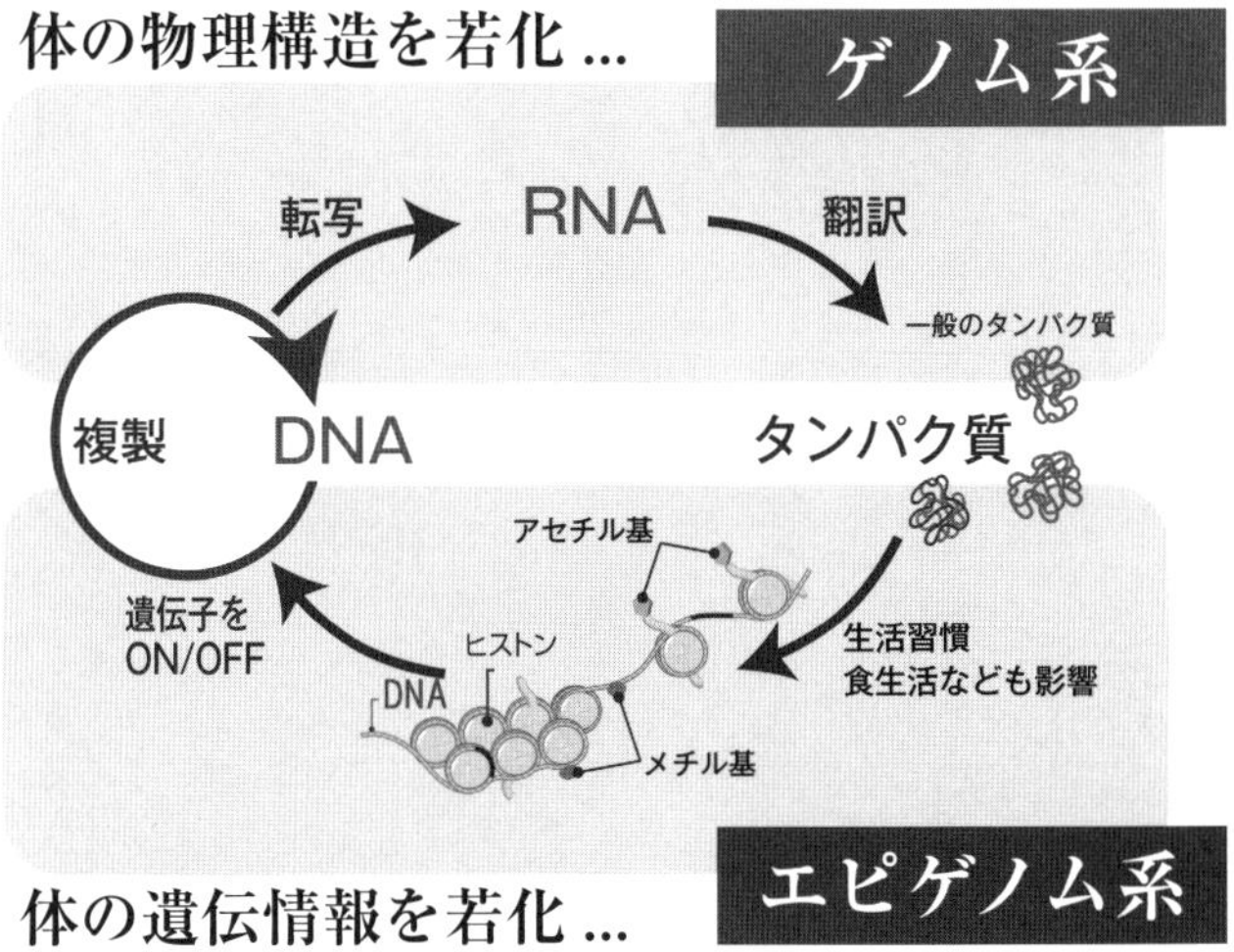

る3つの魔法』をお読みください。

エピローグ◉「若く見せる」のではなく、心身とも若返るという概念

フロリダの自宅にて
Walker, R.F.

「新たに、素晴らしい人生を過ごそう」

そういう理念を元に名づけた、全く新しいエイジングケアの概念、『ネオエイジング治療』を理解できたでしょうか。

『ネオエイジング治療』という概念、それは、従来のエイジングケアではだれも注目していなかった若返りの原点「細胞骨格」に向けた斬新かつ効果的な対処です。

では、はたして『ネオエイジング治療』という新しい概念で、若返りは実現できるのでしょうか。

私なら即座に、「Yes, of course!!（もちろんです！）」と答えることでしょう。

とはいえ、『ネオエイジング治療』を開発するにあたり、以前より行っていた成長ホル

モン補充療法の研究が大いに役立ったのはいうまでもありません。そのうえで、21世紀になってさらに進歩した「成長ホルモン放出ペプチド技術」の応用や、ミトコンドリア機能とその内部構造の解明、そして、細胞分裂に際して重要な役割を持つテロメアＤＮＡのより詳しい解明があったからこそ、完成に至ることができたと考えます。

本書は、そうした新しい医学情報を多くの読者にいち早くお伝えしようと急いだ結果、もしかすると一般の方々が読むにはやや難解な医学用語の羅列を招いてしまったかもしれません。

このほか、日本では２０１４年に医薬品医療機器等法（従来の薬事法）改正によって各種メディアへの医療情報掲載に新たな制約が課せられるようになりました。本書でもそうした法を遵守すべく注意深く執筆したつもりですが、どうしても治療に関しては詳しく説明しづらく、やむなく割愛した部分もありました。どうかその点は、容赦願いたいと思います

そもそも、本書では「こんな治療をしたら、こんなに良くなる」といった日本で俗にいうハウツー（How to）本を書きたかったわけではありません。私がライフワークとしてきたエイジングケア研究の実際を、ぜひ読者の皆さまに知ってもらい、そのうえで、老化と

いう自然現象に対して立ち向かうアンチ（ANTI）的な対処では解決できないケースがあることを知ってもらいたかったのです。第8章でも引用したように、米国の女性向け雑誌『アルーア（Allure）』の編集長がコメントした「歳を重ねてきたあなたのすべてを賞賛しましょう」という言葉に、その答えを読み解くことができるはずだからです。

どうか、皆さまも引き続き後悔のない、素晴らしい人生をお過ごしください。

参考文献・業績

● PUBLICATIONS: Peer-Reviewed Articles, Chapters and Books

・2017 Walker R.F. On the cause and mechanism of phenoptosis. Biochemistry (Moscow). 82 (12):1462-1479.

・2017 Walker, R. F., Ciotlos, S., Mao, Q., Chin, R., Drmanac, S., Barua, N., Agarwal, M. R., Zhang, R. Y., Li, Z., Wu, M., Sun, K., Lee, K., Nguyen, S., Liu, J. S., Carnevali, P., Drmanac, R., Peters, B. A. Clinical and genetic analysis of a rare syndrome associated with neoteny. Genetics in Medicine, DOI: GIM.2017.140:1-8.

・2015 Walker RF, Jia Sophie Liu, Brock A. Peters, Beate R. Ritz, Timothy Wu, Roel Ophoff, and Steve Horvath: Epigenetic age analysis of children who seem to evade aging. Aging. 7(5):1-6.

・2013 Walker, RF. Why We Age: Insight into the cause of growing old. Dove Medical Press E-book-Kindle, Amazon.com. ISBN 978-0-473-25035-5.

・2012 Walker RF. Editors Choice: Sarcopenia or Loss of Muscle Mass during Aging. Clinical Interventions in Aging. 7:139-141: http://dx.doi.org/I0.2l47/CIA.S33363.

・2012 Bercu BB, Walker RF. Innovative Approach to the Diagnosis of Growth Hormone Insufficiency Using Growth Hormone Secretagogoues. Technology and Innovation (212-220).

・2011 Walker, R.F. Gender Bias in Life Extension Theory? Rejuvenation Res. 14(6):691 DOI 10.1089/rej.2011.1293.

・2011 Walker, RF. Developmental Theory of Aging Revisited. Focus on Causal and Mechanistic Links between Development and Aging. Rejuvenation Res. 14:429 ¬ 436, 2011, DOI: 10/1089rej.2011.1162.

・2009 Walker RF, Pakula L, Sutcliffe MJ, Kruk PA, Graakjaer J, Shay JW. A case study of disorganized development and its possible relevance to genetic determinants of aging. Mech Aging Develop. 130: 350-356 (http://dx.doi.org/10.1016/j.mad.2009.02.003).

・2008 Walker, RF. An overview of anti-aging medicine. In: A Practical Manual of Anti-Aging Treatment (Japanese). Ohmori K and Kure T, Eds. Nankodo Co, Ltd. Tokyo, pp 198-200.

・2007 Walker RF. Il punto della scienza: la medicina antiaging 'e il futuro della pratica medica? In: Il Manifesto Della Lunga Vita: La rivoluzione della medicina predittiva. P Marandola and F Marotta (Eds). Sperline & Kupfer, Milan, pp. 333 ¬ 339.

・2007 Walker RF Primary locus intervention: A novel approach to treating age- associated hormone insufficiency. Clin Intervent Aging. 2(4):495-9.

・2007 Walker RF Developing better therapies through collegial interactions. Clin Intervent Aging 2(3):273-4.

・2007 Walker RF Challenges facing age-management/longevity medicine. Clin Intervent Aging 2(2):175-8.

・2007 Walker RF Whats in a name? Clin Intervent Aging 2(1):1-2.

・2006 Walker RF Sermorelin: A better approach to management of age-onset growth hormone insufficiency? Clin Intervent Aging 1(4):307-08.

・2006 Walker RF On the evolution of "anti-aging" medicine Clin Intervent Aging 1(3):202-03.

・2006 Walker RF. Clinical Interventions in Aging and SARA. Clin Intervent Aging 1(2):97-8.

・2006 Walker RF. Clinical Interventions Aging: a forum for practitioners of evidence- based "anti-aging medicine" Clin Intervent Aging 1(1):1-2.

・2006 Walker RF. The Schiavo Dilemma. Clin Intervent Aging 1(1):6.

・2004 Walker RF, Bercu BB. Contemporary Therapies in Longevity; Society for Applied Research in Aging. Evidence-Based Int. Med 1(3):217-232

・2003 Arking R, Butler B, Chico B, Fossel M, Gavrilov LA, Morley JE, Olshansky SJ, Perls T, Walker RF: Anti-Aging Teleconference: What is Anti-Aging Medicine? J Anti-Aging Med 6(2):91-106.

・2003 Bercu BB, Walker RF (Editors): Current Topics in GH Secretagogue Research. Endocrine 22(1) 2003.

・2002 Walker RF. Is Aging a Disease? A Review of the Serono Symposia Workshop held under the auspices of The 3rd World Congress on the Aging Male February 9, 2002, Berlin Germany. The Aging Male5(3):147-169.

· 2002 Walker RF. Anti-Aging Medicine: Collecting Data or Collecting of Fees? Clinical Editorial. J Anti-Aging Med. 5(3):234-246.
· 2002 Bercu BB, Walker RF. Relative Values of Recombinant GH and GH Secretagogues in Clinical Practice. The Endocrinologist 12(5):433-444.
· 2002 Walker RF. Assessing Safety and Efficacy of Growth Hormone Replacement in Aging by Community Physicians. J Anti-Aging Med. 5(1): 41-55.
· 2002 Walker, RF, Bercu BB. Growth hormone therapy in aging: Is aging a treatable disease? J Anti-Aging Med 5(1):3-6.
· 2001 Walker RF, Bercu BB. Issues regarding the routine and long term use of growth hormone in anti-aging medicine: I. J Anti-Aging Med 4(4):279-300.
· 2001 Bercu BB, Walker RF. Preface to Winter 2001 and Spring 2002 Issues; Growth Hormone Therapy in Aging. J Anti-Aging Med 4(4):273-277.
· 2001 Bercu BB, Walker RF. Editors; Growth Hormone Therapy in Aging. J Anti-Aging Med 4(4).
· 2001 Walker, RF. Endocrinology of Aging (Book Review). Journal of Anti-aging Medicine 4 (1):67-70.
· 2001 Bercu BB, Walker, RF. Editors; Growth Hormone Secretagogues. Endocrine Vol.14.
· 2000 Walker, RF, Bercu, BB. International Symposium on the Endocrinology of Aging: A Serono Symposium (editorial), J. Anti-Aging Medicine 3(3):259-261.
· 2000 Bercu BB, Walker, RF. International Symposium on the Endocrinology of Aging: A Serono Symposium (editorial), J. Anti-Aging Medicine 3(1):63-65.
· 1999 Walker, R.F., Bercu, B.B. Use of growth hormone secretagogues for diagnosing and treating GH secretory deficiency in children and aging men. In: Dieguez, C., Ghigo, E., Boghen, M, Casanueva, F.F. (editors), Growth Hormone Secretagogues: Basic Finding and Clinical Implications, Elsevier Science B.V., Amsterdam, The Netherlands.
· 1998 Bercu, B.B., Walker, R.F. Report on international symposium on endocrine and molecular interventions in aging. J. Anti-Aging Med 1:143-144.
· 1998 Walker, R.F., Bercu B.B. Aging Interventions: The Forest from the Trees (editorial), J. Anti-Aging Med 1:167 -168.
· 1998 Walker, R.F., Bercu, B.B. Effectiveness of growth hormone (GH) secretagogues for diagnosing and treating GH secretory deficiency in aging men. J. Anti-Aging Med 1:219 - 225.
· 1998 Walker, R.F., Bercu, B.B. (guest editors). Special Papers on Endocrine Aspects of Aging. J. Anti-Aging Med: 1(3).
· 1998 Bercu, B.B., Walker, R.F. (editors) Growth Hormone Secretagogues in Clinical Practice, Marcel Dekker, New York, NY.
· 1998 Bercu, B.B., Walker, R.F. Evaluation of pituitary function using growth hormone secretagogues. In: Bercu, B.B., Walker, R.F. Growth Hormone Secretagogues in Clinical Practice. Marcel Dekker, New York, NY, pp.187-207.
· 1997 Bercu, B. B., Walker, R. F. Growth hormone secretagogues in children with altered growth. Acta Paediatr Suppl 423:102-106.
· 1997 Walker, R. F., Bercu B. B. Effects of a growth hormone releasing peptide-like nonpeptidyl growth hormone secretagogue on physiology and function in aged rats. In: Bercu BB, Walker, RF (eds) Growth Hormone Secretagogues II. Marcel Dekker, New York N.Y. pp 1187 - 208.
· 1997 Bercu, B. B., Walker, R. F. Evaluation of pituitary function using growth hormone secretagogues. In: Bercu BB, Walker RF (eds) Growth Hormone Secretagogues in Clinical Practice. Marcel Dekker, New York, NY pp. 285-303.
· 1997 Bercu, B.B., Walker, R.F. (Editors). Growth Hormone Secretagogues in Clinical Practice. Marcel Dekker, New York N.Y.
· 1997 Bercu, B.B., Walker, R.F. Novel growth hormone secretagogues. The Endocrinologist 7: 51-64.
· 1996 Bercu, B.B., Walker, R.F. (edited book) Serono Symposium Growth Hormone Secretagogues; with 138 figures. Springer-Verlag, New York, pp 253-287.
· 1996 Walker, R.F., Bercu, B.B. Animal models for evaluating xenobiotic growth hormone growth hormone secretagogue activity. In: Serono Symposium Growth Hormone Secretagogues, B.B. Bercu and R.F. Walker, (eds) Springer-Verlag, New York, pp 253-287.
· 1996 Bercu, B.B., Walker, R.F. A diagnostic test employing growth hormone secretagogues for evaluating pituitary

function in the elderly. In: Serono Symposium Growth Hormone Secretagogues, B.B. Bercu and R.F. Walker, (eds) Springer- Verlag, New York, pp 289-305.
・1996 Bercu, B.B., Walker, R.F. Evaluation of pituitary function in children using growth hormone secretagogues. J Ped Endo Metab 9:325-332.
・1995 Bercu, B.B., Heinze, H.J., Walker, R.F. Use of growth hormone in non-growth- hormone-deficient children: Physiologic, pharmacologic and ethical issues. In: Serono Symposium GHRH, GH and IGF-1, Basic and Clinical Advances, M.R. Blackman, J. Roth, S.M. Harman and J.R. Shapiro (eds). Springer-Verlag, New York, pp 143-168.
・1995 Walker, R.F. Neuroendocrine correlates of female reproductive senescence. In: The Menopause: Comprehensive Management, 3rd Edition. B. A. Eskin (ed). McGraw Hill, Inc. New York, pp 229-256.
・1994 Walker, R.F., Yang, S-W., Masuda, R., Hu, C-S., Bercu, B.B. Effects of growth hormone releasing peptides on stimulated growth hormone secretion in old rats In: Growth Hormone II: Basic and Clinical Aspects. Bercu, B.B., Walker, R. F. (eds). Springer-Verlag Inc: New York.
・1994 Walker, R.F., Engleman R.W., Pross, S. and Bercu B. B. Effects of growth hormone secretagogues on age-related changes in the rat immune system. Endocrine 2: 857-862.
・1994 Walker R.F., Eichler DC. and Bercu B.B. Inadequate pituitary stimulation: a possible cause of growth hormone insufficiency and hyperprolactinemia in aged rat. Endocrine 2:633-638.
・1994 Walker R. F., Ness G.C., Zhihong Z., Bercu B.B. Effects of stimulated growth hormone secretion on age-related changes in plasma cholesterol and hepatic low density lipoprotein messenger RNA concentrations. Mechanisms of Aging and Development: 75:215-226.
・1994 Bercu B.B., Walker R.F. (Eds) Growth Hormone II: Basic and Clinical Aspects. Springer-Verlag Inc. New York.
・1992 Bercu, B.B., Yang, S-W., Masuda R. and Walker, R.F. Role of selected endogenous peptides in growth hormone releasing hexapeptide (GHRP-6) activity: Analysis of GHRH, TRH and GnRH. Endocrinology 130:2579-2586.
・1992 Walker, R.F. and Cooper, R.L. Toxic effects of xenobiotics on the pituitary gland. In: Endocrine Toxicology, edited by C. Atterwill and J. Flack, Cambridge University Press, Cambridge, pp 51-82.
・1992 Bercu, B.B., Yang, S-W., Masuda, R., Hu, C-S, and Walker, R.F. Effects of co-administered growth hormone (GH) releasing hormone and GH releasing hexapeptide on maladaptive aspects of obesity in female Zucker rats. Endocrinology 131:2800-2804.
・1991 Walker, R.F. and Fishman, B.E. Influence of age on neuro-toxicity. In: Aging and Environmental Toxicology, R. L. Cooper, J.M. Goldman and T.J. Harbin (eds.), John Hopkins University Press, Baltimore, pp 211-231.
・1991 Nelson, A.H., Walker, R.F., Codd, E.E. and Barone F.C. Intranasal activity of the growth hormone releasing peptide His-D-Trp-Ala-Trp-D-Phe-Lys-NH2 in conscious dogs. Life Sciences 48:2283-2288.
・1991 Bercu, B.B., Weideman, C.A. and Walker, R.F. Sex differences in growth hormone secretion by rats administered growth hormone releasing hexapeptide (GHRP-6). Endocrinology 129:2592-2598.
・1991 Walker, R.F., Yang, S-W. and Bercu, B.B. Robust GH secretion in aging female rats coadministered growth hormone releasing hormone (GHRH) and GH releasing hexapeptide (GHRP-6). Life Sciences 49:1499-1504.?
・1990 Codd, E.E., Aloyo, V.J. and Walker, R.F. A non-opioid pattern characterizes inhibition of growth hormone releasing peptide binding by dynorphin-related peptides. Neuropeptides 15:133-137.
・1990 Walker, R.F. and Cooper R.L. Endocrine physiology and reproductive senescence. In: B.A. Eskin (ed.) Menopause: Comprehensive Management, 3rd Ed., Yearbook Medical Publications, New York, pp 211-270.
・1990 Walker, R.F., Codd, E.E., Barone, F.C., Nelson, A.H., Goodwin, T and Campbell, S.A. Oral activity of the growth hormone releasing peptide His-D-Trp-Ala-Trp-D- Phe-Lys-NH2in rats, dogs and monkeys. Life Sciences 47:29-36.
・1989 Walker, R.F. and Aloyo, V.J. Modulation of norepinephrine and serotonin release by ACTH and aMSH in the pineal gland. Neuroendocrinol. 43:12-20.
・1989 Huffman, W.F., Callahan, J.F., Codd, E.E., Eggleston, B.S., Lemieux, C., Newlander, K.A., Schiller, P.W., Takata, D.T., and Walker, R.F. Mimics of secondary structural elements of peptides and proteins. In: Synthetic Peptides: Approaches to Biological Problems. UCLA Symposium on Molecular and Cellular Biology, (Ed. J.Tam and T.Kaiser), Alan R. Liss, Inc. pp 257-266.

· 1989 Bryan, W.M., Callahan, J.F., Codd, E.E., Lemieux, C. Moore, M.L., Schiller, P.W., Walker, R.F., Huffman, W.F.Cyclic enkephalin analogs containing a-amino-7- mercapto-4,7-cyclopentamethylenepropionic acid at positions two or five. J. Med. Chem. 32:303-304.
· 1989 Codd, E.E., Shu, A.Y.L., Walker, R.F. Binding of the growth hormone releasing hexapeptide, SK&F 110679 to specific hypothalamic and pituitary sites. Neuropharmacology 28:1139-1144.
· 1989 Walker, R.F., Guerriero, F.J., Toscano, T.V. and Weideman, C.A. Relative cerebellar weight: A potential indicator of developmental neurotoxicity. Neurotoxicology and Teratology ll(3):251-255.
· 1989 Wier, P.J., Guerriero, F.J., and Walker, R.F. Implementation of a primary screen for developmental toxicity. Fund Appl. Toxicol. 13:118-136.
· 1989 Aloyo, V.J., Lewis, M.E. and Walker, R.F. Opioid peptide mRNAs in the rat pineal. In: International Narcotic Research Conference (INRC), R. Wuirion, K. Jhamanda and C. Gianoulakis (eds.) Alan R. Liss, New York, pp 235-238.
· 1988 Huffman, W.F., Callahan, J.F., Eggleston, B.S., Newlander, K.S., Takata, D.T., Codd, E.E., Walker, R.F. Schiller, P.W., Lemieux, C., Wire, W.S., Burks, T.F. Reverse turn mimics. In: Peptides: Chemistry and Biology: Proceedings of the tenth peptide symposium, (Ed. G.R. Marshall) ESCOM, Leiden, pp 105-108.?
· 1988 Jimenez, A. and Walker, R. F. Influence of serotonin (5HT) synthesis on circadian patterns of 5HT accumulation in the rat hypothalamus during development. Int. J. Devel. Neurosci. 6:203-209.
· 1988 Aloyo, V.J. and Walker, R.F. Alpha-adrenergic control of serotonin release from rat pineal glands. Neuroendorinology 48:61-66.
· 1988 Eskin, B.A., Trivedi, R.A., Weiderman, C.A. and Walker, R.F. Feedback disturbances revealed by analysis of serum reproductive hormones in women during aging. Am J. Gyn. Health 2:9-15 (Dec).
· 1988 Walker, R. F., Weideman, C.A. and Wheeldon, E. B. Reduced disease in aged rats treated chronically with ibopamine, a catecholaminergic drug. Neurobiol. Aging 9:291-301.
· 1988 Codd, E.E., Yellin, T. and Walker, R.F. Binding of growth hormone releasing hormones and enkephalin-deprived growth hormone releasing peptides to mu and delta opioid receptors in rat forebrain. Neuropharmacology 27:1019-1025.
· 1988 Walker, R.F., Schwartz, L.W. and Manson, J.M. Ovarian effects of an antiinflammatory-immunomodulatory drug in the rat. Toxicol. Appl. Pharm. 94(2):266-275.
· 1988 Walker, R.F., Schwartz, L.W. and Torphy, T.J., Newton, J.F. and Manson, J.M. Ovarian effects of SK&F 86002-A2 in the rat: site of action. Toxicol. Appl. Pharm 94(2):276-275.
· 1988 Walker, R.F., Guerriero, F. and Wier, P. Design of a primary screen for developmental neurotoxins. Toxicol. Indust. Health 5:231-245.
· 1988 Jackson, J.C., Walker, R.F., Brooks, W.H., and Roszman, T.L. Specific uptake of serotonin by murine macrophages. Life Sciences 42:1641-1650.
· 1988 Codd, E.E., McAllister, T.W. and Walker, R.F. Factors affecting serotonin uptake into human platelets. Psychopharmacology 95:180-184.
· 1987 Aloyo, V.J. and Walker, R.F. Noradrenergic stimulation of serotonin release from rat pineal glands, in vitro. Journal of Endocrinology 114:3-9.
· 1987 Walker, R.F. and Aloyo, V.J. Molecular mechanisms controlling morepinephrine- mediated release of serotonin from rat pineal glands. In: Y.H. Ehrlich (eds.) Molecular Mechanisms of Neuronal Responsivity, Advances in Experimental Medicine and Biology 221:223-236.
· 1987 odd, E.E. and Walker, R.F. Mu/delta opioid site selectively of some antidepressants. In: J. Holaday, A. Herz and P.Y. Law (eds.) NIDA Research Monograph, Progress in Opioid Research 75:351-354.?
· 1987 Navarro, H.A., Aloyo, V.J., Rush, M.E. and Walker, R.F. Serotonin pharmacodynamics in hypothalamic tissues from young and old female rats. Brain Research 421:291-296.
· 1986 Walker, R.F., Sparks, D.L., Slevin, J. and Rush, M.E. Temporal effects of norepinephrine on pineal serotonin, in vitro. J. Pineal Res. 3:30-40.
· 1986 Walker, R.F. and Cooper, R.L. Endocrine physiology and reproductive senescence. In: B.A. Eskin (ed.) Menopause: Comprehensive Management, 2nd Ed., Yearbook Medical Publications, New York pp. 209-235.

· 1986 Walker, R.F. Age factors potentiating drug toxicity in the reproductive axis. Environ. Health Persp. 70:185-191.
· 1985 Walker, R.F.and Jimenez, A. The serotoninergic system. In; Handbook of Methodologies for the Study of Neuro-endocrine System (R. W. Steger and A. Johns, eds.) CRC Press, Inc., Boca Raton pp.109-154.
· 1985 Walker, R.F. and Cooper, R.L. Synergistic effects of estrogen and serotonin-receptor agonists on the development of pituitary tumors in aging rats. Neurobiology of Aging 6:107-111.
· 1985 Goldman, J.M., Walker, R.F. and Cooper, R.L. Aging in the rat hypothalamic- pituitary-ovarian axis: The involvement of biogenic amines in the loss of reproductive cyclicity. In: H. Parvez and D. Gupta (eds.) Neuroendocrinology of Hormone Transmitter Interaction, V.N.U. Science Press, Utrecht pp 127-152.
· 1985 Jackson, J.C., Cross, R.J., Walker, R.F., Brooks, W.H., Markesbery, W.M. and Roszman, T.L. Neuroimmunomodulation: Influence of serotonin on the immune response. Immunology 54:505-512.
· 1985 Humphries, L.L., Shirley, P., Codd, E.E. and Walker, R.F.Daily patterns of serotonin uptake in platelets from psychiatric patients and control volunteers. Biol Psychiatry 20:1073-1081.
· 1985 Walker, R.F. and Aloyo, V.J. Norepinephrine stimulates serotonin secretion from rat pineal glands, in vitro. Brain Res. 343:188-189.
· 1985 Walker, R.F. and Codd, E.E. Neuroimmunomodulatory interactions of norepinephrine and serotonin, J. Neuroimmunology 10:41-48.
· 1984 Walker R.F and Jimenez, A. Quantitative relationship between light intensity and LH surges in ovariectomized rats treated with estrogen. Biol. Reprod. 30:87-92.
· 1984 Walker R.F. Impact of age-related changes in serotonin and norepinephrine metabolism on reproductive function in female rats. An analytical review. Neurobiol.Aging 5:121-139.
· 1983 Walker, R.F. and Cooper, R.L. (Editors) Experimental and Clinical Interventions in Aging: Biomedical Explorations in Aging, Marcel Dekker, New York (November).
· 1983 Walker, R.F. Animal models for aging research. In Experimental and Clinical Interventions in Aging. (R.F.Walker and R.L. Cooper, eds.) Marcel Dekker, New York pp 67-84.
· 1983 Walker, R.F. Serotonin-reinstatement of LH surges after positive feedback is lost in ovariectomized rats bearing subcutaneous estrogen-containing capsules. Journal of Endocrinology 98:7-17.
· 1983 Walker, R.F. Quantatitive and temporal aspects of serotonin's facilitatory effect on LH surges in ovariectomized, estrogen-primed rats. Neuroendocrinology 36:468-474.
· 1983 Walker, R.F. Reinstatement of cyclic reproductive function in aging female rats. In: Aging and Recovery of Function (S.Scheff, ed.) Plenum Press, New York.
· 1983 Walker, R.F. Radioenzymatic assays for neurotransmitters. In: Methods of Enzymology: Neuro-endocrine Peptides (P.M. Conn, ed.) Academic Press, New York, pp. 483-493
· 1983 Walker, R.F. and Wilson, C.A. Changes in hypothalamic serotonin associated with amplication of LH surges by progesterone in rats. Neuroendocrinology 37:200-205.
· 1983 Walker, R.F., Friedman, D.W. and Jimenez, A. A modified enzymatic-isotopic microassay for serotonin (5HT) using 5HT-N-acetyltransferase partially purified from Drosophila. Life Sciences 33:1915-1924.
· 1982 Walker, R.F. and Timiras, P.S. Pacemaker insufficiency and the onset of aging. In: Cellular Pacemakers II (D. Carpenter, ed.) Wiley Interscience, New York, pp. 396-425.
· 1982 Walker, R.F., McCamant, S., and Timiras, P.S. Melatonin and the influence of the pineal gland on timing of the LH surge in rats. Neuroendocrinology 35:37-42.
· 1982 Walker, R.F. Reinstatement of LH surges by serotonin neuroleptics in aging, constant estrus rats. Neurobiology of Aging 3:253-257.
· 1982 Walker, R.F., Melatonin: serotonin interactions during termination of the LH surge in rats. In: The Pineal and Its Hormones (R. Reiter, ed.) Alan R. Liss, Inc., New York, pp 167-176.
· 1981 Walker, R.F. Reproductive senescence and the dynamics of hypothalamic serotonin metabolism in the female rat. In: Brain Neurotransmitters and Receptors in Aging and Age Related Disorders (T. Samorajski, S.J. Enna, and B. Beer,eds.) Raven Press, New York, pp. 95-105.?

· 1981 Walker, R.F. and Timiras, P.S. Serotonin in development of cyclic reproductive function. In: Serotonin: Current Aspects of Neurochemistry and Function, Adv. Exp. Biol. Med.133 (B. Haber, S. Gabay, M.R. Issidorides and S.G.A.Alivisatos, eds.) Plenum Press, New York, pp. 525-542.
· 1980 Walker, R.F., Cooper, R.L. and Timiras, P.S. Constant estrus: Role of rostal hypothalmic monoamines in development of reproductive dysfunction in aging rats. Endocrinology 107(1):249-255.
· 1980 Walker, R.F. and Timiras, P.S. Loss of serotonin circadian rhythms in the pineal gland of androgenized female rats. Neuroendocrinology 31:265-269.
· 1980 Eisenberg, E. and Walker, R.F. Physiological aspects of menopause: Clinical and experimental studies. In:Hormones in Development and Aging (P.S. Timiras and A.Vernadakis, eds.) Spectrum Publ. New York, pp 517-537.
· 1980 Walker, R.F. Serotonin circadian rhythm as a pacemaker for reproductive cycles in the female rat. In: Prog. Psychoneuroendocrinology (F. Brambilla, G. Racagni, and D. deWied, eds.) Elsevier/ North Holland, Amsterdam, pp. 591-600.
· 1980 Timiras, P.S., Segall, P.E. and Walker, R.F. Psychological aging in the central nervous system: Perspectives on "interventive" gerontology. In: Aging- Its Chemistry. Proc. 3rd Arnold O. Beckman Conf. in Clin. Chem. (A. Dietz,ed.), Am Assn. Clin. Chem., Washington, DC pp.46-63.
· 1980 Walker, R.F. Serotonin neuroleptics change patterns of preovulatory secretion of luteinizing hormone in rats. Life Sciences 27(12):1063-1068.
· 1980 Cooper, R.L., Conn, M.P. and Walker, R.F. Characterization of the LH surge in middle-aged female rats. Biol. Reprod. 23:611-615.
· 1979 Cooper, R.L., Brandt, S.J., Linnoila, M. and Walker R.F. Induced ovulation in aged female rats by L-Dopa implants into the medial preoptic area. Neuroendocrinol 28:234-240.
· 1979 Cooper, R.L. and Walker, R.F. Potential therapeutic consequences of age-dependent changes in brain physiology. In: Experimental and Clinical Aspects of Pharmacological Intervention in the CNS Aging Process, Interdiscipl. Topics Gerontol. Vol.14 (W.Meier-Ruge & H. von Hahn, eds.) S. Karger, Basel, pp.54-76.
· 1978 Bethea, C.L. and Walker, R.F. Parietal eye-pineal gland interactions in the lizard, Sceloporus occidentalis. J. Herpetology 12(1):83-87.
· 1978 Walker, R.F., McMahon, K.M. and Pivorun, E.B. Pineal gland structure and metabolism as affected by age and hypocaloric diet. Exp. Gerontol. 13:91-99.
· 1978 Bethea, C.L. and Walker, R.F. Age-related changes in reproductive hormones and in Leydig cell responsivity in the male Fisher 344 rat. J. Gerontol. 34:21-27.
· 1978 Walker, R.F. and Cooper, R.L. Influence of the thyroid gland on aging in the reproductive system of the female rat. Adv.Exp.Biol.Med. 113:111-126.
· 1977 Lee, F., Walker, R.F. and Hatcher, J.S. Fine particles of cotton dust influence histamine release. Int. J. Occ. Health & Safety 46(4):42-45.
· 1977 Walker, R.F. and Bethea, C.L. Gonadal function in underfed rats: I. Effect of pineal gland and constant light on maturation and fecundity. Biol. Reprod. 17:623-629.
· 1977 Walker, R.F., and Frawley, L.S. Gonadal function in underfed rats. II. Effect of estrogen on plasma gonado-tropins after pinealectomy or constant light exposure. Biol. Reprod. 17:630-634.
· 1975 Walker, R.F., Eidson, G.W. and Hatcher, J.D. Comparative responses of pulmonary leukocytes to cotton dust inhalation. Laboratory Invest. 33:28-34.
· 1974 Frawley, L.S. and Walker, R.F. The effect of light on thyroid activity in bullfrog tadpoles. Gen. Comp. Endocrinol. 24:83-86.
· 1973 Walker, R.F. Influence of subtrachael fat body depletion on thyroid function in the desert iguana. Comp. Biochem. Physiol. 44A:911-917.
· 1973 Walker, R.F. Temperature effects on thyroid function in the lizard, Sceloporus cyanogenys. Gen. Comp. Endocrinol. 20(1):137-143.
· 1971 Walker, R.F., and Thronebury, B. Lipid content of Verticillium albo-atrum. Phytochemistry 10:2979-2982.

・1970 Walker, R.F.and Whitford, S. Soil water absorption capabilities in selected anuran species. Herpetologica 26:411-418.

● OTHER REFERENCES:

・Wolfe RR. The underappreciated role of muscle in health and disease. Am J Clin Nutr 2006, 84: 475-482.
・Bowers C. Unnatural Growth Hormone-Releasing Peptide Begets Natural Ghrelin. The Journal of Clinical Endocrinology & Metabolism 2001 Vol. 86, No. 4.
・Kojima M, Hosoda H, Date Y, et al. Ghrelin is a growth-hormone-releasing acylated peptide from stomach. Nature 1999 Dec 9; 402(6762):656-60.
・Dickson SL, Egecioglu E, Landgren S, Skibicka KP, Engel JA, Jerlhag E (Jun 2011). "The role of the central ghrelin system in reward from food and chemical drugs". Molecular and Cellular Endocrinology 340 (1): 80-87.
・Ferrini F, Salio C, Lossi L, Merighi A. Ghrelin in Central Neurons. Current Neuropharmacology. 2009; 7(1):37-49. doi: 10.2174/157015909787602779.
・Kamegi J, Tamura H, Shimizu T et al. The role of pituitary ghrelin in growth hormone (GH) secretion: GH-releasing hormone-dependent regulation of pituitary ghrelin gene expression and peptide content. Endocrinology 2004 Aug; 145(8):3731-8. Epub 2004 Apr 15.
・Life Sci.1992;50(16):1149-55.Growth hormone-releasing peptide (GHRP) binding to porcine anterior pituitary and hypothalamic membranes. Verraragavan K, Sethumadhaven K, Bowers CY.
・Walker, R.F., Codd, E.E., Barone, F.C., Nelson, A.H., Goodwin, T and Campbell, S.A. Oral activity of the growth hormone releasing peptide His-D-Trp-Ala-Trp-D-Phe-Lys-NH2in rats, dogs and monkeys. Life Sciences 47:29-36.
・Van der Lely et al. Biological, physiological, pathophysiological and pharmacological aspects of ghrelin. Endocrine Reviews 25(3):426-257, 2004.
・M.J. Lengyel. Novel mechanisms of growth hormone regulation: growth hormone - releasing peptides and ghrelin. Braz J Med Biol Res 2006; 39: 1003-1011.
・Spate U, Schulze PC, Proinflammatory cytokines and skeletal muscle. Curr Opin Clin Nutr Metab Care 2004 May; 7(3):265-9.
・Acharyya S, Ladner KJ, Nelsen LL, et al. Cancer cachexia is regulated by selective targeting of skeletal muscle gene products. J Clin Invest 2004; 114:370-8.
・Brioche T, Kireev RA, Cuesta S, et al. Growth Hormone Replacement Therapy Prevents Sarcopenia by a Dual Mechanism: Improvement of Protein Balance and of Antioxidant Defenses J Gerontol A Biol Sci Med Sci 2014 October; 69(10):1186-1198.
・Snel YE, Doerga ME, Brummer RJ et al. Resting metabolic rate, body composition and related hormonal parameters in growth hormone deficient adults before and after growth hormone replacement therapy. Eur J Endoicrinol. 1995, 133(4):445-450.
・Pietro Ameri, Andrea Giusti1, Mara Boschetti et al. Vitamin D increases circulating IGF1 in adults: potential implicaton for the treatment of GH defiency European Journal of Endocrinology, 2013, 169:767-772.
・Vitamin D increases circulating IGF1 in adults: potential implication for the treatment of GH deficiency. Ameri P, Giusti A, Boschetti M et al. Eur J Endocrinol 169(6):767-772, 2013.doi: 10.1530/EJE-13-0510.Print 2013 Dec.
・The Relationship between Vitamin D and Muscle Size and Strength in Patients on Hemodialysis. Gordon P, Sakkas, G, Doyle J, et al. Ren Nutr. 17(6): 397-405, doi: 10.1053/j.jrn.2007.06.001.
・Hypovitaminosis D myopathy without biochemical signs of osteomalacic bone involvement. Glerup H, Mikkelsen K, Poulsen L, Hass E, Overbeck S, et al. Calcif Tissue Int. 2000 Jun; 66(6):419-24.
・Xu Z et al., Ghrelin prevents doxorubicin-induced cardiotoxicity through TNF-alpha/NF-kappaB pathways and mitochondrial protective mechanisms. Toxicology 247:133-138, 2008.
・Jahromi MG et al. Protective effect of ghrelin on acetaminophen-induced liver injury. Peptides 31:2114-2117, 2010.
・Slomiany BL, Slomiany A. Ghrelin protection against cytotoxic effect of ethanol. Int J Biomed Sci 6(1):37-44, 2010.
・Strasser F et al. Safety, tolerability and pharmacokinetics of intravenous ghrelin for cancer-related anorexia/cachexia: a

randomized, placebo-controlled, double-blind, double-crossover study. Brit J Cancer 98:300-308, 2008.
・Mericq V et al. Effects of eight months treatment with graded doses of a growth hormone (GH)-releasing peptide in GH-deficient children. J Clin Endocrinol Metab 83:2355-2360, 1998.
・Mericq V et al. Effects of eight months treatment with graded doses of a growth hormone releasing peptide in children. J Clin Endo Metab 83:2355-2360, 1998.
・Bowers CY et al. Sustained elevation of pulsatile GH secretion and IGF-1, IGF-BP3 and IGFBP-5 during 30 day continuous subcutaneous infusion of GHRP-2 in older men and women. J Clin Endo Metab 89:2290-2300, 2004.
・Mericq V et al. Changes in appetite and body weight in response to long-term oral administration of the ghrelin agonist GHRP-2 in GH deficient children. J Pediatr Endocrinol Metab. 16(7): 981-985, 2003.
・Lafierrere B et al. GHRP-2 like ghrelin increases food intake in healthy men. J Clin Endo Metab. 90(2):611-614, 2005.
・Eva Bianconi et al. An estimation of the number of cells in the human body.
Annals of Human Biology 40(6):463-471, 2013.
・Herman Pontzer et al. Hunter-Gatherer Energetics and Human Obesity. PLoS One. 7(7): e40503, 2012.
・Herman Pontzer et al. Constrained Total Energy Expenditure and Metabolic Adaptation to Physical Activity in Adult Humans. Current Biology, 26(3):410-417, 2016.

謝辞◉アンチエイジングという言葉を考え直す時

藤林万里子（東京美容外科銀座院 院長）

こうしているあいだにも、世界中では多くの人々が「真のエイジングケア」を探し求めていることでしょう。

アンチエイジングという言葉は、いまや広く普及するに至り、名前だけが一人歩きを始めたといっても大げさではありません。多くの人々がなんの疑問を抱くことなく親しむようになったアンチエイジングという言葉。甘美で心地良く、時に若返りを夢見させてくれる呪文のようでもあります。

しかし、若返りたいという欲求の行き着く先は、いまだ全く見えていないのが現状です。

私はそのようなときにウォーカー先生と出会い、新たなエイジングケア『ネオエイジング治療』に関するいくつもの知見を得ることになりました。

ウォーカー先生は神経内分泌学と神経薬理学、さらには生化学や分子細胞生物学といった、どちらかというと基礎系医学がご専門です。その傍ら、それらの分野と関連が深くなった「細胞エイジング」「成長ホルモン」といった分野において多数の研究発表と論文執筆を行いつつ、今日のご活躍へと至っていらっしゃいます。

話をうかがって知り得た新しい知識は、私自身の専門である「形成外科学」と、臨床活動としての「形成外科」「美容皮膚科」の領域にかなりリンクするものでした。幸い、私自身の専門分野はいま現在ほぼ確立し、業務を通じて実施する手術や処置についても完成形に近いものだと考えています。しかし、意外な盲点もあったのです。それは、形成外科的な手術・処置を行った「以後」の問題です。

いままでに私自身が実践してきた形成・美容外科、皮膚科領域での治療に際して、専門的な知識によって適切に対処できたことに疑問の余地はありません。たとえばシワ、たるみなどの加齢性変化に対する治療には、フェイスリフトがあります。外科手術から発展した美容外科手術では、見違えるような変化も得ることができます。

一方で、メスを使用した美容外科手術に対する抵抗感がある方が多いのも事実であり、より気軽に、より侵襲度の低い治療も求められてきました。

さらに、近年ではさまざまな機器が開発され、フェイスリフトに代わって機器を用いたタイトニングが行えるようになったのです。加えて、熟練医によるボトックス・ヒアルロン酸注入治療など非侵襲的な方法は、大がかりな外科手術をせずとも見違えるような若々しさを手に入れることを可能にしたのです。

こうした非侵襲的な美容医療の発展により、かつて一部の人に限定されていた美容医療はより身近になり、多くの人が気軽に「見た目」の若々しさを手に入れられる時代になりました。

ところが、そうして「見た目」の若々しさを取り戻し、あたかも数年前に立ち返ったかのような嬉しさや高揚感を感じてもらっても、ふと我に返ってみて気づくことがあるはずです。

「せっかく手に入れたこの若さは、いつまで続くのだろう」

と。

なぜなら、いくら自身の技術を信じ、常に麗しい若返り成果を患者さんに与えることができても、細胞内部への若返り対処を併用しなければ、その直後から再び始まる新たな老化対策は手詰まりとなってしまうからです。おそらく私に限らず、多くの専門医によってなされた形成・美容外科的処置の成果でさえ、その後は放置以外に選択肢はなく、担当した医師でさえも歯がゆかったに違いありません。

そうした問題をクリアできたなら……おそらく見た目の若さだけではなく、エネルギーに満ちあふれ、キラキラと輝いていた時代の意欲・モチベーションをも取り戻すことができるのではないでしょうか。だからこそ、美容医療を行ったとしてもその結果だけが真の若さとはいえないこと、そして、それには造形的な若さの追求のみならず、細胞レベルから全身が健康でいなければならない、そう感じたのです。

そうした考えを巡らすなかで、ウォーカー先生との共著の依頼をいただきました。訳者のE・F・SATO氏とともに奮闘の毎日でした。至らぬ点も多々あることとは存じますが、先にこの場をお借りして深くご容赦をお願いする所存です。

このたび貴重な研究結果、そして慈愛に富んだ各種エッセンスをご披露いただいたDr.ウォーカーことRICHARD FRANCIS WALKER, Ph.D., R.Ph. 先生に、心より感謝を申し上げます。また、翻訳にあたって数々のディスカッションを交わせていただいたE・F・SATO氏、こうした出会いの場を提供してくださったケセラスキンケアクリニック院長・筑丸志津子先生にあらためて御礼申し上げます。

そして、ネオエイジング分科会設立にご尽力賜り、いま現在に至るまで共同研究をいただいている一般社団法人ＪＡＡＳ日本アンチエイジング外科学会会長（兼）東京皮膚科形成外科／総院長・池田欣生先生、公立大学法人横浜市立大学医学部臨床教授（兼）聖心美容クリニック／統括院長・鎌倉達郎先生、ネオエイジング分科会学術顧問（兼）医療法人社団東京ＭＩＴ／理事長・宇野克明先生、ＪＡＡＳ日本アンチエイジング外科学会／事務局長・岡野英男様、併せてネオエイジング分科会にご登録、協力を賜った日本全国２３６医療機関（２０２１年10月18日現在）の諸先生方に心より御礼と感謝を申し上げます。

また、当初より医学ディスカッション協力を賜った日本橋レディースクリニック／院長・馬場真木子先生、マリーゴールドクリニック／院長・山口トキコ先生、多数の臨床検討をなさってくださった聖心美容クリニック東京院／伊藤康平先生、牧野陽二郎先生、光伸メディカルクリニック／院長・中村光伸先生、東京トータル美容クリニック／院長・久保田全先生、医療法人社団祥濤会道躰クリニック／理事長・道躰祥一郎先生、ブレスデンタルクリニック／院長・中村朋美先生、株式会社メディクルード／河上早苗様、阿部真衣様、東京皮膚科形成外科／堀友美様、会川太郎様、高安希美様、株式会社財界研究所／監査役・金光明様、株式会社ケセラデータサービス／代表取締役・鈴木秀喜様に心から感謝の意を申し上げます。

最後に、私にお声がけくださり、現職をご紹介くださりました医療法人社団東美会理事長（兼）東京美容外科／統括院長・麻生泰先生に心より御礼申し上げます。そして、ネオエイジングというネーミングも含めた各種助言をいただいた古屋力氏、ネオエイジング事務局／加藤綾子様、三谷翼様、小松和恵様、パートナー協力いただいた冨田タカ子様、田村加菜子様、山岸礼佳様、岡本愛様、峯岸伸子様、加藤麻由子様、志賀榮様にこの場を借りて御礼申し上げます。

令和３年11月吉日

著者経歴

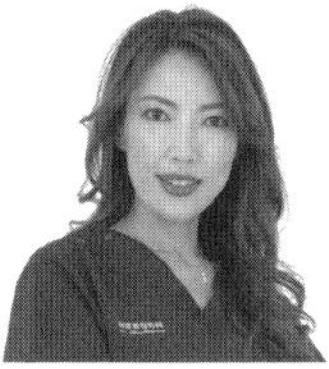

藤林万里子（ふじばやし・まりこ）

【経　歴】
Sayre School 卒業（中高一貫、米国・ケンタッキー州レキシントン）
慶應義塾大学環境情報学部 卒業
CTC伊藤忠テクノサイエンス株式会社
（現・伊藤忠テクノソリューションズ株式会社 勤務）
New York Medical College 留学
東海大学医学部医学科 卒業
慶應義塾大学病院 初期研修
東海大学医学部付属病院 形成外科 勤務
東海大学医学部付属病院 形成外科 助教
東海大学医学部付属八王子病院 形成外科 勤務
医療法人輝咲会 スキンリファインクリニック 吉祥寺院 院長
東京美容外科銀座院 院長
現在に至る。

【資　格】
日本形成外科学会 認定専門医
日本臨床皮膚外科学会 正会員
日本美容外科学会(JSAPS) 正会員
日本レーザー医学会 正会員
日本アンチエイジング外科学会（JAAS）／ネオエイジング分科会 主幹

著者経歴

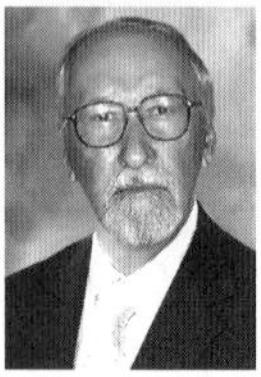

RICHARD FRANCIS WALKER, Ph.D., R.Ph.
リチャード・フランシス・ウォーカー

【経　歴】
ヒトの老化に関する成長ホルモン研究の第一人者。大学卒業後に基礎医学領域を中心とした成長ホルモンに関する論文を多数執筆。過去、日本において成長ホルモン補充療法の講演を多数行うも、その後、新たに開発された「成長ホルモン放出ペプチド」の優位性に着目し、それを利用した若返り治療の研究と医薬品開発を継続中。

【職　歴】
南フロリダ大学　理事
南フロリダ大学（生化学・分子生物学教室）教授
ペンシルバニア医科大学（薬学）教授
ケンタッキー大学メディカルセンター（解剖学・分子生物学）准教授
カリフォルニア大学バークレー校（生理学・解剖学）ポスドク研究員
デューク大学医学部（神経内分泌学）ポスドク研究員
ライガー大学（生理学）博士
ニューメキシコ州立大学（生物学）修士
ライガー大学（薬学部）博士
Prosoma Therapeutics LLC ヴァイスプレジデント
Clinical Interventions in Aging 編集長
Journal of Anti-Aging Medicine 上級臨床編集委員
Rejuvenation Research 編集委員
Evidence Based Integrative Medicine 編集委員

翻訳者経歴

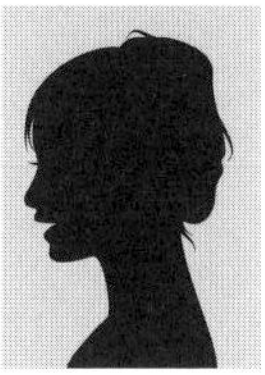

E.F.SATO（いー・えふ・さとう）

【経　歴】

2008年、ケセラパートナーズとして各種の医薬品・サプリメント類の開発を担当。

2012年より医療法人社団東京ＭＩＴ学術研究室長（兼任）。

2019年、ＪＡＳＳ日本アンチエイジング外科学会『ネオエイジング分科会』（学術兼任）。

上記それぞれに関わる翻訳業務にも携わりつつ、2021年に執筆活動を開始。

医師が見つけた「若返り細胞」レシピ

2021年11月24日　初版第1刷発行

著　者　　藤林万里子
　　　　　リチャード・フランシス・ウォーカー
翻　訳　　E.F.SATO
監　修　　日本アンチエイジング外科学会　ネオエイジング分科会
発　行　　フォルドリバー
発行／発売　株式会社ごま書房新社
〒102-0072
東京都千代田区飯田橋三丁目4番6号　新都心ビル4階
TEL：03-6910-0481
FAX：03-6910-0482
http://gomashobo.com/

印刷・製本　精文堂印刷株式会社

ISBN978-4-341-08802-6